T0128298

# So klappt's mit der Verdauung

Elisabeth Schartner

# So klappt's mit der Verdauung

## Ratgeber bei Durchfall, Sodbrennen, Blähbauch und Co

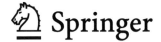 Springer

Elisabeth Schartner
Wien, Österreich

ISBN 978-3-662-66433-9     ISBN 978-3-662-66434-6   (eBook)
https://doi.org/10.1007/978-3-662-66434-6

Die Deutsche Nationalbibliothek verzeichnet diese Publikation in der Deutschen Nationalbibliografie; detaillierte
bibliografische Daten sind im Internet über http://dnb.d-nb.de abrufbar.

Planung/Lektorat: Susanne Sobich
Springer ist ein Imprint der eingetragenen Gesellschaft Springer-Verlag GmbH, DE und ist ein Teil von
Springer Nature.
Die Anschrift der Gesellschaft ist: Heidelberger Platz 3, 14197 Berlin, Germany

*Gebrauchsanweisung für Reizdarm, Reizmagen & Blahbauch*

*Von Dr. med. Elisabeth Schartner*

# Geleitwort

Mir ist es eine Freude, dieses Buch kurz im Geleitwort vorstellen und kommentieren zu dürfen, da es eine sehr wichtige Lücke in der vorhandenen Literatur zum Thema Reizdarmsyndrom und den sogenannten funktionellen Magen-Darm-Erkrankungen füllt. Diese umfassende und verständliche Darstellung aller Organe des Verdauungssystems und deren Funktionen, ergänzt mit sehr anschaulichen Zeichnungen ist insbesondere für interessierte Laien wertvoll.

Die Beschreibung von Stress und dessen Einfluss auf den Verdauungstrakt sowie die neuesten Erkenntnisse zu der Bauch-Hirn-Achse und der Rolle unserer Darmbakterien sind auf Basis wissenschaftlicher Studien interessant aufbereitet. Dies ist für das Verständnis zur Entstehung von verschiedensten Störungen und Erkrankungen des Verdauungstrakts enorm wichtig. Die funktionellen Störungen des Verdauungstrakts werden mittlerweile ja auch als Störungen der Interaktion zwischen unserem Bauch(-Hirn) und dem (Kopf-)Gehirn verstanden und deshalb als DGBI („disorders of gut-brain interaction") bezeichnet.

Bei den Behandlungsmöglichkeiten werden nicht nur Medikamente, Diäten, psychologische Verfahren und praktische Übungen beschrieben, sondern auch dem wichtigen Phänomen des Placebo- und des Noceboeffekts ein Kapitel gewidmet. Durch die verständliche Erklärung wissenschaftlicher Erkenntnisse zur Bauch-Hirn-Achse gelingt es, Interesse für deren therapeutische Nutzung zu wecken.

Für mich ist dieses Buch daher ein unverzichtbar wertvoller Beitrag zur verständlichen Darstellung der Verdauungsorgane, der Bauch-Hirn-Achse und deren Störungen, aufbereitet für Laien, aber auch für alle im Gesundheitswesen Tätigen und Studierenden.

Ich wünsche den Leser*innen dieses Buches, dass sie es ebenso spannend und unterhaltsam finden wie ich, aber vor allem, dass sie viel für das eigene Leben, ihre Lebensqualität und den positiven Umgang mit diesen herausfordernden Verdauungsstörungen mitnehmen.

Univ. Prof. Dr. Gabriele Moser
Fachärztin für Innere Medizin
und Psychotherapeutin
www.gabrielemoser.at

# Vorwort

Seit etlichen Jahren betreue ich Menschen, die unter funktionellen Verdauungsbeschwerden leiden. Das kann sich ganz unterschiedlich äußern – von Sodbrennen, Luftaufstoßen über Durchfall, Bauchschmerzen, Blähungen bis zu Verstopfung und Entleerungsproblemen. Gemeinsam ist den Betroffenen, dass sich in den herkömmlich durchgeführten Untersuchungen keine Ursache für ihre Beschwerden finden lässt.

Leider kann es nach wie vor passieren, dass diese Patient*innen am Ende eines Untersuchungsmarathons lediglich hören: „Sie haben nichts!", aber weder Erklärungen zu möglichen Ursachen ihrer Beschwerden geliefert bekommen noch über Therapieoptionen informiert werden.

In der täglichen Praxis erlebe ich allerdings sehr oft, dass genau dieses Wissen („ich bilde mir das alles nicht ein" und „es gibt Hilfe!") als sehr entlastend erlebt wird.

Daher habe ich mich entschlossen, dieses Buch zu schreiben, das anfangs eigentlich nur als Information für „meine" Patient*innen gedacht war. Schließlich kann es durch die Aufregung während des ärztlichen Gesprächs, vor allem wenn man mit dem Arzt oder der Ärztin noch nicht so vertraut ist, durchaus passieren, dass man sich nicht alles merkt, was da so erzählt wird. Es ist daher sicherlich sinnvoll, sich gewisse Dinge zu Hause noch einmal in Ruhe durchlesen zu können.

Da sich das Schreiben zu dieser Thematik dann doch als deutlich aufwendiger als erwartet herausstellte, habe ich mich recht bald dazu entschlossen, das Buch zu veröffentlichen.

So hoffe ich, dass möglichst viele Betroffene beim Lesen interessante Informationen, neuen Mut und einige Anregungen finden, um wieder „Vertrauen" zu ihrer Verdauung fassen zu können. Sie sollen die nötige Sicherheit bekommen, um in Kooperation mit ihrem Arzt/ihrer Ärztin einen individuellen Weg zu mehr Lebensqualität zu finden.

**Hinweis:** Daher versteht es sich von selbst, dass dieses Buch *So klappt's mit der Verdauung* keinesfalls eine ärztliche Konsultation ersetzen kann!

Ganz nebenbei würde es mich sehr freuen, wenn auch politische Entscheidungsträger*innen dieses Buch zur Hand nähmen und mögliche Honorierungsmodelle überdenken würden.

Ich bin zutiefst davon überzeugt, dass es sich in mehrfacher Hinsicht auszahlen würde, wenn sich Ärztinnen und Ärzte für ihre Patient*innen mehr Zeit nehmen könnten!

Ihnen wünsche ich – trotz der oft komplexen Inhalte – viel Freude beim Lesen!

Wien                                                    Dr. Elisabeth Schartner
im November 2022

# Danksagungen

Dieses Buch wäre nicht entstanden, wenn mir meine Familie nicht die Möglichkeit gegeben hätte, mich stundenlang zum Schreiben und Recherchieren zurückzuziehen. Ich danke euch dafür, Gerd, Vali und Betta!

Für die tollen Cartoons und Abbildungen bedanke ich mich sehr bei meinem Bruder, Georg Buchinger, der zufällig während meiner Schreibphase entdeckt hat, dass er, neben seinen bereits beeindruckenden Talenten, Makronen zu backen, den Garten zu gestalten und Filme zu schneiden, auch außergewöhnlich gut illustrieren kann!

Viele hilfreiche und gute Rückmeldungen und Informationen habe ich von Kolleg*innen erhalten, die die ihrer Expertise entsprechenden Kapitel geprüft haben. Danke vielmals an Ina Knoop, Andreas Kollar, Kira Sorko-Enzfelder und Heidi Szepannek!

Gabriele Moser bin ich sehr dankbar für ihre motivierenden Worte und ihre positiven Rückmeldungen!

Bei meiner Mutter, Sylvia Buchinger, möchte ich mich sehr dafür bedanken, dass sie sich mehrfach die Mühe gemacht hat, das gesamte Buch auf Schlampigkeits-, Verständnis- und Rechtschreibfehler (von denen es in der Rohfassung nur so wimmelte) zu durchsuchen sowie das Buch von den (üblicherweise meinen Hirnwindungen entspringenden) komplex verschachtelten, sich über mehrere Zeilen erstreckenden und eher an die Übersetzung lateinischer Prosa als an einen medizinischen Ratgeber erinnernden Sätzen zu befreien, die vermutlich sogar Fans von Thomas Bernhard in einen Trancezustand versetzt, wenn nicht sogar gleich, tageszeitenunabhängig, zum Einschlafen gebracht hätten.

Mein Dank geht auch an meinen Cousin, Michael Ramharter, für seine juristische Beratung und die Übersetzung der Vertragsklauseln in mir verständliche Sprache vor dem Unterschreiben des Verlagsvertrags!

Katharina Turecek hat mir viele wertvolle und praktische Tipps rund ums Buchschreiben gegeben und mich dadurch auf dem Weg bis zur Veröffentlichung des Buches sehr unterstützt – danke vielmals!

Ebenso bin ich auch Susanne Sobich vom Springer Verlag sehr dankbar für ihre aufmunternden E-Mails und ihre Unterstützung!

Schließlich gibt es auch viele Patient*innen in meiner Praxis, die indirekt auf dieses Buch eingewirkt haben, indem ich immer wieder Rückmeldungen zu Therapien, Übungen, aber auch der Art der Gesprächsführung erhalten habe – danke vielmals dafür!

# Inhaltsverzeichnis

# Abbildungsverzeichnis

# Tabellenverzeichnis

# 1

## Warum dieses Buch?

Hier erfahren Sie, was man grob unter funktionellen Erkrankungen des Magen-Darm-Trakts versteht und wie häufig diese sind. Außerdem werden Sie über das Ziel des Buches informiert.

Sucht jemand mit seit Monaten bestehenden Magen-Darm-Schmerzen ärztliche Hilfe, so liegt die Wahrscheinlichkeit, dass in den untersuchten Organen keine Ursache gefunden werden kann und somit ein funktionelles Problem vorliegt, bei über 50 %! Auch andere Beschwerden wie Sodbrennen, Durchfall, Blähungen oder Verstopfung sind sehr häufig funktionell bedingt. In einer Studie aus dem Jahr 2020 gehen die Autoren sogar davon aus, dass weltweit 40 % der Bevölkerung unter mindestens einer funktionellen Erkrankung des Verdauungstrakts leidet.

Trotzdem ist es nach wie vor vielen Menschen sehr unangenehm, darüber zu reden, dass sie beispielsweise unter einem Reizdarmsyndrom leiden, der wohl prominentesten unter diesen Erkrankungen. Das ist durchaus verständlich, schließlich spricht es sich vermutlich auch mit guten Freundinnen leichter über einen Meniskusriss als über übelriechenden, breiigen Stuhlgang. Doch je nach Definition eines Reizdarms liegt dieser bei bis zu einem Fünftel der Bevölkerung vor. Es gibt also sehr viele Betroffene – nur redet kaum jemand darüber, und viele Menschen glauben, sie sind allein mit ihren Problemen.

Funktionelle Verdauungsbeschwerden verursachen aufgrund der Häufigkeit für die Allgemeinheit zudem erhebliche Kosten. Das Reizdarmsyndrom, zu dem es die meisten Daten gibt, kostet etwa pro Betroffenem direkt durch

Untersuchungen, Krankenhausaufenthalte oder Therapie, aber auch indirekt (etwa durch Krankenstände) mehrere Hundert Euro im Jahr. Das sind etwa für Deutschland einige Milliarden Euro jährlich!

Viel mehr wiegt aber noch das persönliche Leid von Erkrankten. Obwohl funktionelle Magen-Darm-Erkrankungen üblicherweise keine Auswirkungen auf die Lebenserwartung haben, führen sie doch oft zu massiven Einschränkungen der Lebensqualität. Sehr interessant ist auch, dass beispielsweise Menschen mit Reizdarmsyndrom öfter operiert werden als die Normalbevölkerung. Ihr Risiko, den Wurmfortsatz („Blinddarm") entfernt zu bekommen, ist fast doppelt so hoch; die Gallenblase wird bei Reizdarmbetroffenen fast zwei bis drei Mal so häufig entfernt – obwohl Operationen sicher keine Therapie für das Reizdarmsyndrom darstellen! Das könnte unter anderem daran liegen, dass unsere Gesundheitssysteme üblicherweise so ausgerichtet sind, dass sie der Ärzteschaft nicht die Zeit für ärztliche Zuwendungen zur Verfügung stellen, die vermutlich notwendig wäre, um Personen mit chronischen (vor allem funktionellen) Erkrankungen optimal zu betreuen.

Als Ärztin für Innere Medizin mit Schwerpunkt Psychosomatik sehe ich immer wieder Menschen, die einen teils jahrelangen Diagnosemarathon absolviert, aber kaum Therapiemöglichkeiten angeboten bekommen haben. Das ist eine sehr frustrierende und belastende Situation für die Betroffenen.

Ziel dieses Buches ist es daher, neben der Vermittlung von Informationen zu Entstehung, Diagnose und therapeutischen Optionen, das Thema der funktionellen Verdauungsbeschwerden ein bisschen vor den Vorhang zu holen. In den letzten Jahren wird der Begriff „funktionelle Erkrankungen des Magen-Darm-Trakts" zunehmend ersetzt durch „Störungen der Darm-Hirn-Interaktion" („disorders of gut-brain interaction", DGBI). Warum das so ist, erfahren Sie später im Buch.

Insgesamt war es mir ein Anliegen, das Buch „kurz und knackig" zu halten und mich nicht zu wiederholen. Daher finden Sie immer wieder Querverweise auf andere Kapitel, in denen die erwähnten Themen ausführlicher behandelt werden.

Da Frauen deutlich häufiger von funktionellen Beschwerden betroffen sind als Männer und das weibliche Geschlecht in der Medizin leider oft zu wenig Beachtung findet, habe ich mich zur besseren Lesbarkeit dazu entschlossen, bei allen allgemeinen Formulierungen die weibliche Form zu verwenden. Ich hoffe, die nicht weibliche Leserschaft findet sich in den Leser*inne*n wieder.

Eine besondere Herausforderung war es, aus der Tiefe der Fachliteratur das herauszufiltern, was meiner Meinung nach zum besseren Verständnis der

Erkrankungen beiträgt. Daher sind manche Sachverhalte sehr vereinfacht dargestellt und werden damit kaum der genialen Komplexität des menschlichen Körpers gerecht.

Zudem habe ich aus den verschiedenen funktionellen Verdauungserkrankungen diejenigen ausgewählt, die meiner Erfahrung nach häufiger auftreten und mehr Menschen betreffen. Obwohl ich als Internistin kaum primäre Ansprechpartnerin für Erkrankungen des Enddarms bin (das sind eher die chirurgischen Kolleginnen), habe ich mich trotzdem entschlossen, diese zu erwähnen – schließlich treten sie sehr häufig in Kombination mit Verstopfung auf. Ähnliches gilt für die funktionellen Brustschmerzen („non-cardiac chest pain"), die auf Anhieb von den meisten eher nicht den Verdauungsorganen zugeschrieben werden dürften.

Ich selbst habe mich während des Buchschreibens, aber auch schon einige Zeit davor gerne mit Systemtheorie und Konstruktivismus beschäftigt, das heißt knapp formuliert damit, wie unterschiedliche Systeme (beispielsweise Organismen, psychische und soziale Systeme) aufeinander einwirken, aber auch wie wir uns – aus dem was wir wahrnehmen – unsere eigene Realität konstruieren. Außerdem arbeite ich seit Jahren mit Hypnose und interessiere mich für „Alltagstrancen" und den Einfluss von Aufmerksamkeitslenkung auf unser Erleben. Insofern ist dieses Buch sicher von dieser Art zu denken beeinflusst und hätte vermutlich ganz anders ausgesehen, wäre ich mit all diesen Thematiken nie konfrontiert gewesen.

Unter diesem Aspekt ist es mir auch wichtig zu erwähnen, dass gerade beim Lesen von Fachzeitschriften oder Sachbüchern oft der Eindruck entsteht, es gäbe Menschen, die sehr genau wüssten, wie die Welt funktioniert. Ich finde es allerdings vor allem in den Naturwissenschaften essenziell zu beachten, dass wir bloß durch die uns zur Verfügung stehenden Sinnesorgane (wir können sehen, hören, fühlen, aber zum Beispiel Magnetismus nicht wahrnehmen) beziehungsweise unter Zuhilfenahme gewisser Hilfsmittel (Mikroskope, Teleskope etc.) ganz bestimmte Informationen über die Umwelt (im Fall der Medizin meist über Menschen) erhalten. Was wir mit dieser Information dann machen und wie wir diese weiterverarbeiten, hängt dann aber von sehr vielen verschiedenen Faktoren ab. Anzunehmen ist auch, dass wir vieles in unseren Umwelten überhaupt nicht wahrnehmen.

Verfolgt man diesen Gedanken weiter, führt es dazu, dass es eben nicht die *eine* Realität gibt. Das heißt aber, dass das, was in Lehrbüchern beispielsweise über den Menschen steht, eigentlich immer Theorien sind, mit denen der Versuch unternommen wird, das logisch und schlüssig zu erklären, was wahrgenommen werden kann. Und es heißt eben *nicht*, dass die Dinge *wirklich* so sein müssen. Leitlinien zu bestimmten Erkrankungen beispielsweise werden im Konsens verschiedenster medizinischer Fachleute erstellt, die unterschiedliche Beobachtungen und Erfahrungen gemacht haben.

So ändern sich manche Theorien und Therapien über Jahre hinweg teils grundlegend – und trotzdem werden wir nie wissen, was „wirklich wahr" ist. So meinte etwa der Neurobiologe und Systemtheoretiker, Humberto Maturana (2018, S. 54):

> Beweise oder Erklärungen haben nichts mit der Widerspiegelung einer externen Wirklichkeit zu tun […]. Man schenkt einer Argumentation oder einer Erklärung Glauben, weil sie einem selbst als bewiesen gilt, weil sie auf eine Weise beschrieben wird, die man selbst – aus welchen Gründen auch immer und auf der Basis der unterschiedlichsten Validitätskriterien – für annehmbar hält.

Insofern dürfen Sie beim Lesen dieses Buches bitte immer im Hinterkopf behalten, dass die Themen und Inhalte, über die ich schreibe, keine Fakten sind, die für alle Ewigkeiten in Stein gemeißelt wurden. Ich habe mich allerdings darum bemüht, den derzeitigen Stand der Wissenschaft darzulegen und Theorien so wiederzugeben, dass möglichst viele Betroffene eine Art „Aha-Erlebnis" haben und dadurch im günstigsten Fall eine Hilfe zur Hand haben, um mit funktionellen Magen-Darm-Beschwerden selbstwirksamer umgehen zu können.

## Weiterführende Literatur

Battegay, E. (2013). Siegenthalers Differenzialdiagnose. Innere Krankheiten – vom Symptom zur Diagnose, 20. Aufl. Thieme: Stuttgart

Canavan, C., West, J., & Card, T. (2014). The epidemiology of irritable bowel syndrome. *Clinical epidemiology, 6,* 71–80. https://doi.org/10.2147/CLEP.S40245

Canavan, C., West, J., & Card, T. (2014). Review article: the economic impact of the irritable bowel syndrome. *Alimentary pharmacology & therapeutics, 40*(9), 1023–1034. https://doi.org/10.1111/apt.12938

Maturana, H.R., & Pörksen, B. (2018) Vom Sein zum Tun. Die Ursprünge der Biologie des Erkennens, 4. Aufl. Carl-Auer: Heidelberg

Sperber, A. D., et al. (2021). Worldwide Prevalence and Burden of Functional Gastrointestinal Disorders, Results of Rome Foundation Global Study. *Gastroenterology, 160*(1), 99–114.e3. https://doi.org/10.1053/j.gastro.2020.04.014

Tack, J., et al. (2019). Economic burden of moderate to severe irritable bowel syndrome with constipation in six European countries. *BMC gastroenterology, 19*(1), 69. https://doi.org/10.1186/s12876-019-0985-1.

# 2

# Funktionsweise des Verdauungstrakts

Damit unsere Verdauung optimal funktioniert, müssen Mund, Rachen, Speiseröhre, Magen, Dünn- und Dickdarm ihre Aufgaben erfüllen. Dazu gibt es weitere Organe wie Speicheldrüsen, die durch Produktion und Ausschüttung von Verdauungssäften ebenfalls auf diesen Prozess einwirken. Anhand der Verarbeitung und der Verwertung eines Käsebrotes werden die unterschiedlichen Verdauungsschritte erörtert, und Sie erhalten einen ersten Eindruck, dass wir nicht bloß eine Maschine in uns tragen, die (unter Gewinnung von Energie und Baustoffen für den Körper) aus Essen Fäkalien produziert, sondern dass weit mehr dahintersteckt.

Um zu verstehen, wie es zu Erkrankungen der Verdauungsorgane kommen kann, ist es sinnvoll, sich anzuschauen, wie die Verdauung von Gesunden funktioniert.

Der Körper und seine Funktionsweise übten schon sehr lange eine große Faszination auf den Menschen aus.

Als Beispiel dient hier ein sehr aufwendiges Projekt des belgischen Künstlers Wim Delvoye. Er schuf Anfang dieses Jahrhunderts unter Mithilfe eines Wissenschaftsteams eine 12 m lange Maschine, die die Verdauung imitieren sollte. Sie wurde mit Essen gefüttert. Dann zerkleinerte und durchmischte sie dieses mit Enzymen und anderen Verdauungssäften und brachte das Produkt mit verschiedenen Bakterienarten in Kontakt, die dies weiter verstoffwechselten – um schließlich Kot zu produzieren. Dieser wurde dann in Silikon verpackt und für circa 1500 US-Dollar verkauft. Der Name der Maschine war übrigens „Cloaca" (Abb. 2.1).

© Der/die Autor(en), exklusiv lizenziert an Springer-Verlag GmbH, DE, ein Teil von Springer Nature 2023
E. Schartner, *So klappt's mit der Verdauung*, https://doi.org/10.1007/978-3-662-66434-6_2

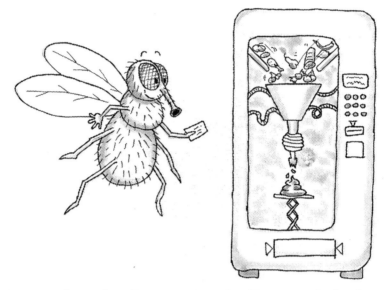

"Jetzt mit Contactless „Payment - für mehr" Hygiene an Verkaufsautomaten!"

**Abb. 2.1**  Die Wundermaschine Cloaca

Cloaca wurde in verschiedenen Städten ausgestellt, erhielt je nach Standort unterschiedliche Spezialitäten zum Verdauen und wurde in der Folge vom Künstler über Jahre hinweg weiter optimiert.

Beim Lesen dieses Buches werden Sie allerdings rasch bemerken, dass unser Magen-Darm-Trakt weit mehr ist als eine fäkalienproduzierende Verdauungsmaschine. Doch wir werden uns den ausgeklügelten Mechanismen, die dahinterstecken, langsam annähern.

Lassen Sie uns ein Vollkornbrot mit Gouda, mein Hauptnahrungsmittel zu Studienzeiten, auf seiner Reise durch die Verdauungsorgane (Abb. 2.2) begleiten.

## 2.1  Mund und Rachen

Das zubereitete Brot wird über den Mund aufgenommen und durch Kauen zerkleinert. Bereits in der Mundhöhle beginnt die Verdauung, indem Enzyme des Speichels Kohlenhydrate in ihre kleinsten Bestandteile (einfache Zucker) spalten. Außerdem enthält der Speichel auch Stoffe des Immunsystems und Antikörper, da wir üblicherweise weder vor der Zubereitung der Speisen die Hände desinfizieren noch das Essen steril ist.

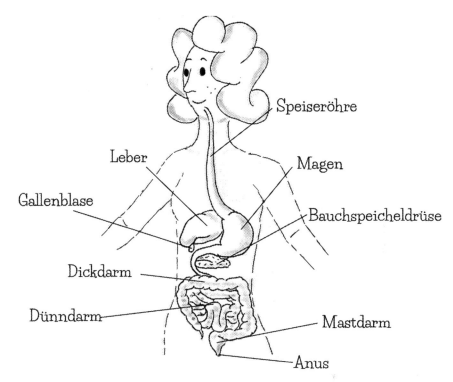

**Abb. 2.2**   Vereinfachte Darstellung des Verdauungstrakts

Die Speichelbildung wird einerseits durch das Kauen, andererseits aber auch schon beim Gedanken an das Goudabrot auf dem Weg nach Hause oder durch den Geruch des frischen Brotes angeregt – so kann der Speichelfluss bis um das Zehnfache gegenüber dem Ruhezustand erhöht werden.

Der Goudabrotbrei wird dann durch die Zunge in den Rachen gedrückt. Dort wird durch den Kehldeckel beim Schlucken reflexartig der Weg in Richtung Luftröhre verschlossen, damit wir beim Essen nicht ersticken. Auch der Zutritt nach oben zum Nasenrachenraum wird abgedichtet, sodass der Speisebrei nicht in die Nase gelangt.

## 2.2  Speiseröhre und Magen

Über die Speiseröhre erreicht das zerkaute Brot den Magen. Dabei hilft es, sich den gesamten Magen-Darm-Trakt als dicken Muskelschlauch vorstellen. In der Wand befinden sich viele Nervenzellen, die eine Dehnung der Darmwand registrieren und dadurch einen Reflex auslösen, durch den sich die

Darmwand zusammenzieht und der Speisebrei weitergedrückt wird. Man nennt dies Peristaltik. Das heißt, dass nicht primär die Schwerkraft dafür verantwortlich ist, dass das Essen im Magen landet. Vor Jahren habe ich den Selbstversuch gewagt und ohne Probleme einen Bissen Kipferl (in Deutschland: Hörnchen) im Kopfstand geschluckt.

Zwischen Speiseröhre und Magen befindet sich ein fester Muskel, der sich kurz öffnet, indem er sich entspannt, und das zermalmte Goudabrot in den Magen lässt. Dann schließt er sich wieder und verhindert auf diese Weise, dass Magensäure in die Speiseröhre fließt und diese reizt. Mithilfe der Magensäure werden mögliche Krankheitserreger, die eventuell auf dem Essen oder unseren Händen waren, abgetötet und im Magen durch Enzyme weiter verdaut. Hier herrscht ein pH-Wert von $-1,8$ bis $-4$ (das ist sehr sauer!), und durch ein Wunder der Natur verdaut sich der Magen nicht selbst. Im Normalfall herrscht ein Gleichgewicht zwischen Faktoren, die die Magenschleimhaut schützen, und denen, die Säure produzieren. Außerdem wird über Enzyme des Magens das im Käse enthaltene Eiweiß weiter angedaut und das Essen emulgiert – das heißt, es werden fettige und nicht fettige Anteile des Goudabrotes vermischt, indem der Brei durch Peristaltikwellen immer wieder mit dem Magensaft in Kontakt kommt und weiter zerkleinert wird.

Ist das Essen schließlich irgendwann zu einem aus ausreichend kleinen Teilchen bestehenden Brei vermahlen, öffnet der Pylorus das Tor. Der Pylorus ist ein kräftiger Muskel zwischen Magen und dem ersten Teil des Dünndarms, dem Zwölffingerdarm (Abb. 2.2).

## 2.3 Dünndarm

Im Dünndarm kommt ein alkalisches Sekret dazu, um die Säure auszugleichen, und der Nahrungsbrei wird weiter in seine Grundbestandteile zerlegt. Betrachtet man unser Käsebrot, so besteht es grob aus Kohlenhydraten (Brot), Fetten (Käse) sowie Eiweiß (Käse und Vollkornmehl). Die Grundbausteine, die nach vollständiger Aufspaltung im Dünndarm daraus entstehen, sind einfache Zucker (aus Kohlenhydraten), Fettsäuren und weitere Spaltprodukte (aus Fett) sowie Aminosäuren (aus Eiweiß). Bei der Verdauung helfen unter anderem Galle (die in der Leber erzeugt wird) und Enzyme der Bauchspeicheldrüse, deren Gangsysteme in den Beginn des Dünndarms münden. Überschüssige Gallenflüssigkeit wird übrigens in der Gallenblase gespeichert.

Die Grundbausteine der Nahrung werden dann von der Schleimhaut des Dünndarms aufgenommen. Der Dünndarm ist mehrere Meter lang, hat Falten und darauf wieder Zotten (Abb. 2.3), auf denen Mikrozotten (Mikrovilli) sitzen, sodass eine riesige Oberfläche entsteht. Man spricht von bis zu 200 m$^2$, also der Fläche eines Tennisplatzes.

Die Nahrungsbestandteile, die vom Körper verwertet werden (also die oben genannten plus Vitamine, Mineralstoffe und Wasser), gelangen schließlich über das Blut, teils unter Zuhilfenahme des Lymphsystems, zu allen Körperzellen.

Die nicht vom Dünndarm aufgenommenen Nahrungsbestandteile bewegen sich schließlich Richtung Dickdarm.

## 2.4  Dickdarm

Irgendeiner meiner Uniprofessoren hat im Rahmen einer Vorlesung den Dickdarm einmal sehr treffend mit einer Disco verglichen, indem er meinte: „Auch hier ist es warm, finster und es stinkt." Es ist nämlich so, dass der Dickdarm eine Unmenge an Mikroorganismen beherbergt, die die in den Dickdarm gelangten Nahrungsbestandteile weiter verstoffwechseln, was durchaus geruchsintensiv sein kann. Im Fall des Goudabrotes werden das

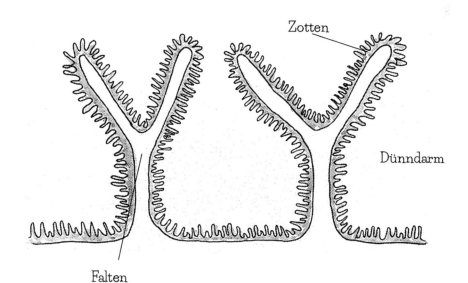

Abb. 2.3  Detailzeichnung unseres Dünndarms

vor allem unverdauliche Bestandteile des Vollkornmehls, die Ballaststoffe, sein.

Den Übergang zwischen Dünn- und Dickdarm bildet die Ileozökalklappe im rechten Unterbauch. Sie verhindert, dass Darmbakterien aus dem Dickdarm in den wesentlich keimärmeren Dünndarm gelangen. Das blinde Ende des Dickdarms heißt Zökum, an dem die Appendix hängt (der sogenannte Wurmfortsatz), die dafür bekannt ist, dass sie sich entzünden kann.

Durch die Verdauungssäfte gelangen große Mengen Flüssigkeit ins Darmlumen. So produzieren wir täglich beispielsweise etwa 1,5 l Speichel, 2 l Magensaft oder 1,5 l Flüssigkeit aus der Bauchspeicheldrüse. Das, was davon nicht bereits im Dünndarm vom Körper wieder aufgenommen wurde, holt sich nun noch zu einem großen Teil der Dickdarm zurück. Dabei ist der Dickdarm in der Lage, den Stuhl nicht nur in Richtung Ausgang zu schieben, sondern in beide Richtungen zu bewegen. Je länger Stuhl im Dickdarm verbleibt, umso mehr Wasser wird ihm entzogen und umso härter ist der Stuhl. Schließlich gelangt der Stuhl in den letzten Teil des Darms, den Mastdarm.

Im Mastdarm hat man ein Reservoir für den Stuhl, sodass man dem Stuhldrang nicht augenblicklich Folge leisten muss. Durch eine sehr kluge anatomische Anordnung mit leichter Knickbildung drückt der Stuhl nicht direkt auf die Schließmuskeln, von denen es einen willkürlich steuerbaren sowie einen unwillkürlich gesteuerten gibt. Beide sind im „Normalzustand" angespannt. Abgedichtet wird das Ganze zudem durch ein Venenpolster. Dehnungsrezeptoren melden eine Füllung des Enddarms. Sie sind wahnsinnig gut in ihrer Wahrnehmung und in der Lage, zu unterscheiden, ob der Inhalt fest, flüssig oder gasförmig ist – eine Information, die vermutlich schon für viele Menschen in etlichen Situationen sehr wesentlich war.

Sobald der Mastdarm mit Stuhl gefüllt ist, erschlafft über das Nervensystem reflexgesteuert der unwillkürliche Schließmuskel, während der äußere, willkürlich gesteuerte Muskel angespannt bleibt und die Meldung ins Bewusstsein kommt: „Stuhl im Anmarsch, es wird langsam Zeit, ein ‚stilles Örtchen' aufzusuchen!" Wird der Stuhldrang unterdrückt, weil wir uns etwa gerade auf einer Busfahrt befinden, so entspannt der Mastdarm wieder, während sich der unwillkürliche Schließmuskel wieder zusammenzieht und der Stuhldrang abnimmt. Haben wir uns aber entschlossen, dem Drang nachzugeben, so erfolgt ebenfalls über Reflexe eine Erhöhung des Drucks im Bauch (zum Beispiel durch Anspannen der Bauchwand), ein Zusammenziehen des Enddarms sowie ein koordiniertes Zusammenarbeiten der Beckenbodenmuskeln, wodurch der erwähnte Knick zunehmend begradigt wird (dies erfolgt noch besser durch eine Hockposition beim Entleeren) und der Stuhl nach Entspannung der Schließmuskeln endlich ins Freie gelangt.

## 2.5  Die Reise der Legofigur

Viele Menschen interessiert in diesem Zusammenhang außerdem, wie lange es dauert, bis der Magen- oder Darminhalt die unterschiedlichen Abschnitte passiert hat.

Zum ersten Mal damit beschäftigt habe ich mich, als mir ein Freund, der für seine ausgefallenen Ideen bekannt ist, einmal folgende Frage gestellt hat: „Wenn ich von dir koloskopiert werde – wann müsste ich dann eine Legofigur schlucken, damit du sie während der Untersuchung im Dickdarm findest?"

Abgesehen davon, dass ich dies für kein ganz ungefährliches Experiment halte und dringend davon abrate, ist diese Frage gar nicht so leicht zu beantworten. Die Transitzeit von Speisen beziehungsweise Stuhl im Verdauungstrakt ist von unterschiedlichen Faktoren abhängig, beispielsweise vom Aggregatzustand des Darminhalts (fest, flüssig, gasförmig) oder von dessen chemischer Zusammensetzung. So entleert sich etwa der Magen langsamer bei fettreicher Nahrung. Auch die Vorbereitung auf die Koloskopie mittels Abführmittel hätte Auswirkungen auf die Transitzeit. Ganz nebenbei könnte das missbrauchte Kinderspielzeug durch die beschleunigte Darmentleerung in Richtung Ausgang mitgerissen werden und dürfte sich rasch in der nächsten Toilette wiederfinden.

Ohne Abführmitteleinnahme geht man von folgenden, grob geschätzten Verweildauern aus – wobei die Schwankungsbreite sehr groß ist:

**Transitzeiten im Verdauungstrakt**

- Speiseröhre: 2–5 s
- Magen: 90 min
- Dünndarm: 120 min
- Dickdarm: 2 Tage

Wäre die Legofigur ein „Gespenst", wäre sie wesentlich flotter. Die Transitzeit von Gasen beträgt von Mund bis Anus nur etwa 35 min.

## Weiterführende Literatur

Benninghoff, A., & Drenckhahn, D. (1994). Anatomie. Makroskopische Anatomie, Embryologie und Histologie des Menschen, 15. Aufl. Urban & Schwarzenberg: München

Drossman, D.A. et al. (2016). Rome IV – functional gastrointestinal disorders: disorders of gut-brain interaction, 4th ed. Rome Foundation: Raleigh, NC

Fahlke, C. et al. (2022). Taschenatlas der Physiologie mit Grundlagen der Pathophysiologie, 3. Aufl. Urban & Fischer in Elsevier: München

Moeller, A. (2003). Shit happens: Verdauung als Kunst. https://www.dw.com/de/shit-happens-verdauung-als-kunst/a-963952. Zugegriffen 31.7.2022

Museum Tinguely. (2017). Wim Delvoye. 14. Juni 2017–1. Januar 2018. https://www.tinguely.ch/de/ausstellungen/ausstellungen/2017/wim-delvoye.html. Zugegriffen: 31. Juli 2022

Silbernagl, S., & Despopoulos, A. (2001). Taschenatlas der Physiologie, 5. Aufl. Thieme: Stuttgart

# 3

# Das komplexe Zusammenspiel unterschiedlicher Systeme

**Trailer**

Es ergibt keinen Sinn, die Verdauungsorgane völlig losgelöst von anderen Organsystemen unseres Körpers zu betrachten. Sie stehen miteinander in wechselseitigem Einfluss. Auch mit der Umwelt gibt es natürlich Interaktionen.

Wesentlich für die Verdauungsarbeit ist ein funktionsfähiges Nervensystem, das als „übergeordneter Leiter" Verbindungen zwischen Bauchorganen und Gehirn herstellt. Die Verdauungsorgane haben sogar ein eigenes Nervensystem, das aus einer riesigen Anzahl an Nervenzellen besteht.

Außerdem wirken unterschiedlichste Hormone auf die Verdauung ein, genauso wie unser Immunsystem. Um einerseits körperfremde, aber harmlose Stoffe aus der Ernährung zu tolerieren, andererseits einverleibte Krankheitskeime zu bekämpfen, sind eine perfekte Abstimmung und eine funktionsfähige Darmbarriere erforderlich. Es kommt vor allem zu einem engen wechselseitigen Einfluss von Immunsystem und Darmflora. Letztere unterliegt unterschiedlichen Einflüssen und ist sehr wesentlich für unsere Gesundheit und unser Wohlbefinden.

Wie Sie beim Lesen des zweiten Kapitels schon erahnen konnten, ergibt es wenig Sinn, die Verdauungsorgane völlig isoliert und losgelöst von den anderen Organsystemen des Körpers zu betrachten.

Und spätestens beim Gedanken „Wie kann es sein, dass mir allein beim Geruch von Essen das Wasser im Mund zusammenläuft?" wird Ihnen klar werden, dass unser Verdauungssystem auch in relevantem Ausmaß an die Außenwelt und Umwelt gekoppelt ist.

Doch schauen wir uns einfach eines nach dem anderen an.

© Der/die Autor(en), exklusiv lizenziert an Springer-Verlag GmbH, DE, ein Teil von Springer Nature 2023
E. Schartner, *So klappt's mit der Verdauung*, https://doi.org/10.1007/978-3-662-66434-6_3

# 3.1   Nervensystem und Bauchhirn

Im Magen-Darm-Trakt finden sich in etwa so viele Nervenzellen wie im gesamten Rückenmark. Unter anderem deswegen wird dieses dem Darm zugehörige oder enterische Nervensystem (ENS) auch als unser „Bauchhirn" bezeichnet. Es verwendet die gleichen Botenstoffe (Neurotransmitter) zum Austausch von Informationen zwischen Nervenzellen wie das zentrale Nervensystem (ZNS = Gehirn und Rückenmark), auch wenn diese im Bauch teilweise eine andere Wirkung haben als im ZNS.

Das ENS hat in den unterschiedlichen Wandschichten von Speiseröhre, Magen und Darm verschiedene Nervengeflechte und ist beispielsweise für wichtige, ganz unterschiedliche Funktionen zuständig:

* Das ENS reguliert die unterschiedlichen Muskelschichten und dadurch die Magenentleerung, aber auch den Transport von Nahrungsbrei bzw. Stuhl in Dünn- und Dickdarm.
* Darüber hinaus steuert es die Aufnahme von Nährstoffen sowie die Sekretion (Produktion von Sekret) und die Resorption (Aufnahme) von Molekülen und Wasser.
* Das ENS beeinflusst außerdem das Immunsystem des Verdauungstrakts und den Grad der Durchblutung.

Doch das ENS ist nicht nur in der Lage, die unterschiedlichsten Systeme des Magen-Darm-Trakts anzusteuern, sondern hat auch Rezeptoren, um etwa den Druck, den Magen- oder Darminhalt auf die Wand ausüben, zu messen. Auch die Dehnung der Darmwand oder die Spannung der Darmmuskeln wird registriert. Es gibt sogar Zellen, die den pH-Wert messen oder prüfen, ob der Speisebrei mehr Eiweiß, Kohlenhydrate oder Fett enthält. Es wird sogar vermutet, dass im ENS eigene Temperatur- und Geschmacksrezeptoren vorhanden sind.

Somit kann genau gespürt werden, wo im Darm sich gerade Inhalt befindet – der Weitertransport erfolgt dann durch Entspannung der Muskulatur in den nachfolgenden Abschnitten, während die Muskeln davor den Inhalt weiterschieben. Die Geschwindigkeit hängt beispielsweise davon ab, wie schnell Nährstoffe aufgenommen werden können.

> Das ENS kann sogar, wenn man es in Experimenten vom ZNS abtrennt, völlig eigenständig arbeiten. In natura steht es aber in ständiger Kommunikation mit diesem.

### 3.1.1 Sympathikus und Parasympathikus

Der Austausch mit dem Gehirn erfolgt über das vegetative oder unwillkürliche Nervensystem mit seinen beiden Gegenspielern Sympathikus und Parasympathikus.

Der Sympathikus entspringt aus dem Rückenmark und führt generell zu einer Aktivierung des Körpers, die es uns ermöglichen würde, zu kämpfen oder zu fliehen.

Stellen Sie sich vor, Sie sitzen gerade gemütlich in der Sonne auf einer Parkbank und lesen dieses Buch, als plötzlich ein Krokodil auf Sie zugekrochen kommt. Berechtigterweise würde in Ihrem Körper kurzerhand der Sympathikus das Ruder übernehmen, und es käme unter anderem zu folgenden Veränderungen: Die Pupillen weiten sich, Puls, Blutdruck und Atemfrequenz steigen, der Blutzuckerspiegel schnellt in die Höhe, und die Muskulatur wird besser durchblutet, damit Sie möglichst effektiv die Flucht ergreifen können (Abb. 3.1).

Glücklicherweise bemerken Sie dann, dass Ihnen nur zwei Schulkinder mit einem ferngesteuerten Plastiktier einen Streich gespielt haben, und Ihr Verstand ist in der Lage, wieder Ruhe im Körper einkehren zu lassen. Sie machen sich sodann auf den Weg nach Hause. Dort kochen Sie sich etwas Feines und genießen die Mahlzeit, bevor Sie sich eine Siesta gönnen (Abb. 3.2).

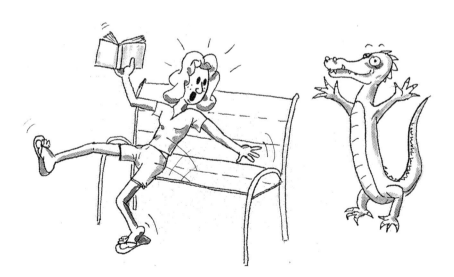

**Abb. 3.1**  Ein Krokodilangriff löst üblicherweise eine Fluchtreaktion aus

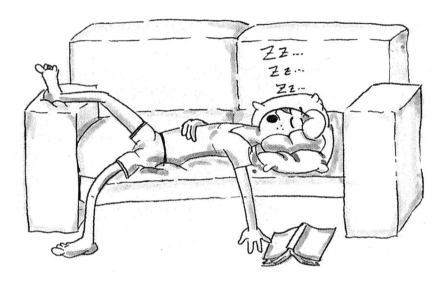

**Abb. 3.2** Auch der Parasympathikus hat wichtige Aufgaben

Nun kommt der Parasympathikus zum Zug: Puls und Blutdruck sinken, die Atmung wird ruhiger, und die Verdauungsorgane machen ihre Arbeit. Der Parasympathikus entspringt aus dem Hirnstamm und dem tiefen Rückenmark. Er sorgt für Erholung und Regeneration und ist in Ruhe, etwa beim Schlafen, aktiver.

> Normalerweise verfügt der Mensch über ein gesundes Gleichgewicht. Je nach vorliegenden Bedingungen ist entweder der Sympathikus oder der Parasympathikus aktiver.

Die (para)sympathischen Nervenfasern stehen im Verdauungstrakt zudem direkt oder indirekt mit den Immunzellen in Verbindung. Der Parasympathikus wirkt dabei entzündungshemmend, der Sympathikus kann auf das Immunsystem in beide Richtungen Einfluss nehmen. Die Verbindung zwischen Nerven- und Immunsystem des Darms ist sehr eng.

Das unwillkürliche Nervensystem wirkt natürlich auch auf die Darmmotilität. Darunter versteht man die Aktivität der Darmmuskulatur. Der Parasympathikus wirkt auf die Darmaktivität förderlich. Das kann man sich recht bildhaft vorstellen: Auf der Flucht vor dem Krokodil dürften rege Darmbewegungen eher zweitrangig sein – die Energie und eine vermehrte

Durchblutung werden auf der Flucht oder beim Kampf vermutlich in anderen Körperorganen gebraucht.

Darmbewegungen laufen aber auch in Fastenzeiten ab. Es kommt zum zyklischen Wechsel zwischen Ruhezuständen und Phasen mit Bewegungen und Sekretbildung – wahrscheinlich um die Schleimhäute zu reinigen und zu regenerieren. Wichtig dabei sind sogenannte Schrittmacherzellen in der Wand der Verdauungsorgane.

Nach der Nahrungsaufnahme laufen die Darmbewegungen über ein sehr komplexes Netzwerk von Verschaltungen ab. Die Bewegungen im Magen-Darm-Trakt sind wesentlich für die Fortbewegung von Speisebrei und Stuhl, aber auch für die Zerkleinerung der Nahrung und die Aufnahme der zerkleinerten Inhaltsstoffe.

In der Wand befinden sich unterschiedliche Muskelschichten, die je nach Bedarf teilweise miteinander oder gegeneinander arbeiten und so dafür sorgen können, dass der Darminhalt länger an einer Stelle durchgeknetet und mit Verdauungssäften vermischt wird beziehungsweise Nährstoffe vom Körper aufgenommen werden können. Andererseits kann Darminhalt auch rasch weiter Richtung Anus transportiert werden.

## 3.1.2 Information aus dem Bauch ans Gehirn

Der überwiegende Anteil des Informationsaustauschs zwischen Gehirn und Darm läuft von unten nach oben – das heißt, das Gehirn erhält Daten aus dem Verdauungstrakt.

Die Wand der Verdauungsorgane hat eine sehr hohe Nervendichte, um Informationen wie Dehnung der Wand durch Speisebrei oder Stuhl, pH-Wert des Speisebreis oder Hinweise zur Aufnahme von Nährstoffen zu erhalten, aber auch um mögliche Gefahren wie Entzündungen zu erkennen. Diese Informationen werden einerseits innerhalb des ENS weiterverarbeitet, andererseits aber eben auch über sensorische Nerven an das Gehirn weitergeleitet.

Der Großteil der Informationen, die von den Bauchorganen in Richtung Gehirn ziehen (sogenannte sensorische Informationen) gelangen nicht ins Bewusstsein. Sie dienen dazu, über Reflexkreisläufe die Homöostase aufrechtzuerhalten.

Als **Reflex** bezeichnet man die immer gleiche Reaktion auf einen bestimmten Reiz, die nicht der bewussten Steuerung unterliegt. Die **Homöostase** kann auch als das innere Gleichgewicht im Körper verstanden werden; organisiert wird diese mithilfe von Regelkreisläufen, die einen Organismus am Leben erhalten.

Reflexe sind im Rahmen der Verdauung sehr wichtig. Schon der Gedanke an Essen oder der Geruch von Speisen erhöht die Speichelbildung im Mund beziehungsweise die Magensäurebildung. Kauen fördert zudem die Speichelbildung, und mit der Entscheidung zum Schluckakt wird in der Kehle der Zugang in die Lunge verschlossen. Es folgen durch Reflexe entsprechende Bewegungen, die die zerkauten Speisen in Richtung Magen befördern und kurz eine Entspannung des kräftigen Muskels am Ende der Speiseröhre bewirken, damit die Nahrung im Magen landen kann.

Mit Nahrungseintritt kommt es zum sogenannten Akkommodationsreflex des Magens – eine Entspannung und damit Anpassung an die vermehrte Füllung, die vor allem den Fundus (den obersten Teil des Magens) betrifft. Außerdem wird der „gastrokolische Reflex" in Gang gesetzt: Hier löst die Magendehnung eine vermehrte Peristaltik im Dickdarm aus. Dieser ist vielen Menschen bekannt, und zwar immer dann, wenn das Frühstück den morgendlichen Stuhlgang auslöst.

Zum gastrokolischen Reflex gibt es nach wie vor einige Unklarheiten; er dürfte aber nicht, wie der Name vermuten lässt, rein über Nerven, sondern auch hormonell vermittelt sein. Hormone können also auch die Darmmotilität beeinflussen. Daneben löst auch die Zusammensetzung der Nahrung, also der Gehalt an Kohlenhydraten oder Fetten, unterschiedliche Reaktionen aus.

Nur ein Bruchteil der sensorischen Informationen aus dem Bauch gelangt ins Bewusstsein, etwa als Völlegefühl, wenn wir nach einer Mahlzeit genug im Magen haben, oder als Stuhldrang, wenn der Mastdarm mit Stuhl gefüllt ist und wir uns langsam nach einer geeigneten Lokalität umsehen sollten, um diesem Drang nachzugeben. Dabei funktioniert diese Wahrnehmung bei Gesunden so gut, dass wir zwischen gasförmigen und festen Inhalten unterscheiden können.

Andere – niedrigschwelligere – Informationen zur normalen Verdauungsarbeit werden allerdings unbewusst weiterverarbeitet.

Zur langfristigen Aufrechterhaltung unserer Gesundheit ist es aber natürlich auch sehr wichtig, dass wir Reize wie Bauchkrämpfe oder Schmerzen bewusst wahrnehmen können. Sonst würden wir womöglich an etwas so gut Behandelbarem wie einer entzündeten Appendix (umgangssprachlich „Blinddarmentzündung" genannt) versterben, weil wir das Problem gar nicht mitbekommen und uns nicht rechtzeitig ärztlich vorstellen.

## 3.1.3 Verarbeitung dieser Informationen

Die Information, die ins Gehirn gelangt, wird auf höchst komplexe Weise verarbeitet. Unterschiedliche Gehirnregionen und Netzwerke werden bei der Verarbeitung aktiviert. In den letzten Jahren kam es dabei dank neuer Untersuchungstechniken in vielen Studien zu neuen Erkenntnissen. So kann beispielsweise durch eine sogenannte Positronen-Emissions-Tomografie (PET) dargestellt werden, in welchen Gehirnregionen gerade eine hohe Stoffwechselaktivität herrscht. Auch mittels funktioneller Magnetresonanztomografie (fMRT) kann die regionale Gehirnaktivität dargestellt werden. Nach wie vor sind aber bei der Verarbeitung der Informationen aus den Bauchorganen im Gehirn sehr viele Fragen ungeklärt.

Die aus den Eingeweiden ins Gehirn gelieferten Informationen gelangen nicht nur an Zentren, die für die Aufrechterhaltung des inneren Gleichgewichts zuständig sind (in erster Linie ist dies der Hypothalamus) und die über Nerven und Hormone entsprechende Reaktionen in Gang setzen können. Es gibt auch Verbindung zu bewussten Anteilen des Gehirns sowie zu Regionen der Emotionsverarbeitung. So gibt es einen direkten Kontakt zum limbischen System. Dies ist der Ort unserer Verhaltenssteuerung und der Ursprung von Emotionen. Das limbische System ist für die Bewertung von Wahrgenommenem verantwortlich, die stark von unseren abgespeicherten Vorerfahrungen abhängt.

> Unser „Bauchgefühl" ist also tatsächlich essenziell für unser Verhalten oder das Bewerten von Situationen.

Interessant ist, dass es im ZNS zu einer „Vermischung" der Nerven mit Informationen aus den Bauchorganen und denjenigen aus Haut, Gelenken oder Knochen kommt. So ist etwa das Entstehen von sogenannten Head'schen Zonen zu erklären. Darunter versteht man Hautareale mit „übertragenen Schmerzen". Das ist der Grund, warum Magenschmerzen zumeist auf das Epigastrium – die dreieckige Region zwischen dem Unterrand der Rippen an der Unterseite des Brustbeins – beschränkt sind. Gallenbeschwerden wiederum sind üblicherweise im rechten Oberbauch lokalisiert.

> Generell werden Schmerzen aus den Organen im Gehirn anders verarbeitet als Schmerzen, die auf Veränderungen an Haut, Knochen oder Muskulatur zurückzuführen sind. Sie sind dumpfer, weniger gut lokalisierbar und wirken üblicherweise bedrohlicher.

## 3.2  Hormone

Wie bereits im Abschnitt zum Nervensystem angemerkt, erfolgt die Kommunikation zwischen Bauch und Gehirn auch über Hormone, von denen es im Gastrointestinaltrakt ebenfalls eine große Menge gibt.

> Hormone sind Botenstoffe, die in bestimmten Organen gebildet werden und, verteilt über den Kreislauf, auch in entfernteren Körperzellen bestimmte Reaktionen auslösen können.

Gemeinsam mit dem Nervensystem trägt auch das Hormonsystem dazu bei, das „innere Gleichgewicht" aufrechtzuerhalten. Es arbeitet dabei etwas langsamer als die Nerven.

Hormone können in Drüsen gebildet werden (zum Beispiel Schilddrüse, Bauchspeicheldrüse oder Nebennierenrinde), aber auch durch hormonbildende Zellen in anderen Organen (wie dem Magen-Darm-Trakt oder dem Herz). Hormone docken am Zielort an sogenannten Rezeptoren an, wodurch eine bestimmte Wirkung ausgelöst wird. Man kann sich dies vorstellen wie einen kleinen Schlüssel (= Hormon), der durch das Blut an seinen Wirkort schwimmt, dort genau in ein Schlüsselloch (= Rezeptor) passt und nach dem Drehen im Schloss eine neue Tür öffnet (= Wirkung).

Das bekannteste Hormon aus dem Magen-Darm-Trakt ist vermutlich Insulin, das in der Bauchspeicheldrüse gebildet und ausgeschüttet wird, wenn es zu einem Anstieg des Blutzuckers kommt. Wie alle Hormone wirkt es in einem Regelkreis, um einen bestimmten Messwert (bei Insulin ist es der Blutzuckerspiegel) in einem bestimmten Bereich zu halten. Insulin führt dazu, dass Zellen im gesamten Körper Zucker aufnehmen – dadurch sinkt der Blutzuckerspiegel wieder.

Doch es gibt noch eine Reihe anderer Hormone im Magen-Darm-Trakt, etwa zur Regulation der Nahrungsaufnahme und des Appetits, die ebenfalls an Rezeptoren des Gehirns andocken. Interessanterweise gibt es nur ein Hormon, das die Nahrungsaufnahme fördert (und zwar Ghrelin), aber eine Reihe von Botenstoffen, die das Gegenteil bewirken. Eines davon ist Leptin, das vorwiegend in Fettzellen gebildet wird. Bei höheren Konzentrationen führt es eher zu einem Sättigungsgefühl. Leptin wird intensiv zu seinem Einfluss bei Adipositas, aber auch bei Anorexia nervosa (die umgangssprachlich „Magersucht" genannt wird) beforscht und könnte in einigen Jahren eventuell eine Therapieoption bieten.

Spannend ist beispielsweise auch das Hormon Peptid YY, das vor allem nach Aufnahme von fetthaltigem Essen ausgeschüttet wird und das zu einem Sättigungsgefühl führt, aber etwa auch die Magenentleerung vermindert. Sie sehen also, dass nicht nur Nerven einen Einfluss auf die Bewegungen im Verdauungstrakt haben.

Und damit das Ganze noch ein wenig komplizierter wird, können Nerven- und Immunzellen, Hormonsystem sowie Darmflora nicht nur untereinander, sondern auch miteinander kommunizieren.

So wird zum Beispiel Cholecystokinin (CCK) im Zwölffingerdarm ausgeschüttet und fördert die Ausschüttung von Verdauungssäften in Bauchspeicheldrüse, Leber und Gallenblase. Andererseits wirkt es auch als Neurotransmitter im Gehirn und ist beispielsweise wesentlich am Noceboeffekt (dem „bösen Bruder" des Placeboeffekts, der unter anderem Nebenwirkungen durch eine entsprechende Erwartungshaltung auslösen kann) beteiligt. Über Placebo und Nocebo werden Sie später noch etwas mehr erfahren.

Ghrelin, das bereits erwähnte Hormon, das die Nahrungsaufnahme fördert, wirkt wiederum über den Nervus vagus, den wichtigsten Nerv des parasympathischen Nervensystems.

Der Hypothalamus, der bereits im Abschnitt zum Nervensystem erwähnt wurde, ist ebenfalls eine Schaltzentrale im Hormonhaushalt. So führen Stresssituationen über den im Hypothalamus ausgeschütteten Hormonvorläufer schließlich in den Nebennieren zur Bildung unserer „Stresshormone" Adrenalin und Kortisol.

Doch nicht nur Nerven und Hormone, sondern auch sogenannte Zytokine, also Botenstoffe des Immunsystems, nehmen Einfluss auf die Geschwindigkeit der Darmbewegungen, das Ausmaß der Sekretbildung oder auch die Durchblutungsverhältnisse.

Schauen wir uns also als Nächstes das Immunsystem an.

## 3.3  Immunsystem und Darmbarriere

Das Immunsystem des Magen-Darm-Trakts enthält den Großteil aller Immunzellen des Körpers. Das ergibt auch durchaus Sinn – schließlich steht der Darm von allen Organen über die zugeführte Nahrung am meisten in Kontakt mit der „Außenwelt".

Unser Immunsystem besteht aus einer angeborenen Abwehr, die „ohne Vorkenntnisse" arbeiten kann, und einer erworbenen Abwehr, die im Laufe des Lebens ein sogenanntes Immungedächtnis ausbildet. Außerdem gibt es unterschiedliche Immunzellen mit verschiedensten Aufgaben sowie Eiweiß- und Botenstoffe, die uns bei der Abwehr unterstützen.

Das Immunsystem soll

* uns vor unerwünschten Eindringlingen (wie Bakterien oder Viren) oder schädlichen Substanzen schützen,
* entartete Zellen erkennen und eliminieren,
* dabei aber sehr zielgerichtet vorgehen und auf körpereigene Zellen sowie harmlose Stoffe (Pollen, Nahrungsmittel …) nicht reagieren.

Die angeborene Abwehr funktioniert auch ohne vorherigen Kontakt mit einem Erreger. Hier arbeiten beispielsweise sogenannte Fresszellen (Phagozyten), die Eindringlinge verschlingen, oder natürliche Killerzellen, die beispielsweise von Viren befallene Zellen oder Krebszellen eliminieren.

Beim erworbenen Immunsystem sind die Lymphozyten, eine Gruppe von weißen Blutkörperchen, entscheidend beteiligt. Diese lernen während ihrer Reifung zum Beispiel, „eigen" von „fremd" zu unterscheiden, oder können sich auch noch nach einiger Zeit an einen Erreger „erinnern", mit dem früher bereits Kontakt bestand.

Die sogenannten B-Lymphozyten sind beispielsweise nach Kontakt mit einem Antigen (das ist etwas, das vom Immunsystem bekämpft wird) vor allem an der Bildung spezifischer Antikörper beteiligt, die dann unter anderem wieder die oben genannten natürlichen Killerzellen unterstützen.

Die T-Lymphozyten benötigen zu ihrer Aktivierung andere Immunzellen. Auch hier gibt es verschiedene Untergruppen mit unterschiedlichen Aufgaben. So gibt es beispielsweise sogenannte T-Suppressor-Zellen, die bewirken, dass Immunreaktionen auch wieder beendet werden.

> Alle Komponenten des Immunsystems interagieren und kommunizieren dabei durch diverse Botenstoffe ständig untereinander und außerdem mit dem Nerven- und dem Hormonsystem.

Das, was da tagtäglich in unserem Körper vor sich geht, ist also hochkomplex und läuft zumeist vollkommen eigenständig ab, ohne dass wir etwas davon mitbekommen.

So haben beispielsweise Lymphknoten Verbindungen zum unwillkürlichen Nervensystem, Zellen des Immunsystems Rezeptoren für Neurotransmitter (eigentlich die Botenstoffe von Nervenzellen) und manche Immunzellen sind in der Lage, Hormone zu produzieren.

Gut untersucht ist, wie Stress und Entspannung auf das Immunsystem wirken. Hier hat sich ein eigener Forschungszweig, die Psycho-Neuro-Endokrino-Immunologie, entwickelt. So ist etwa bekannt, dass chronische psychosoziale Stressoren – zum Beispiel die Pflege dementer Angehöriger – zu deutlich negativen Effekten auf unterschiedlichen Ebenen der Immunabwehr führen können.

Das dem Darm zugehörige Immunsystem, das sogenannte GALT („gut-associated lymphoid tissue"), hat für den gesamten Körper eine wesentliche Bedeutung. Der Großteil der antikörperproduzierenden Zellen (in etwa 70 %) liegt im Darm, da hier der Körper durch die Nahrungsaufnahme mit einer Vielzahl von Keimen in Berührung kommt. Einerseits werden dadurch mit dem Essen aufgenommene Bakterien, die es nach einer ersten Abwehr durch Speichel und Magensäure weiter in den Darm schaffen, nicht vom

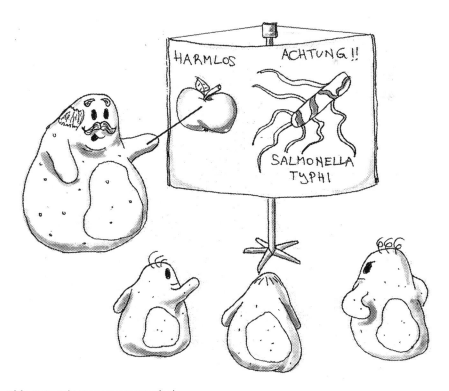

**Abb. 3.3**  Die Immunsystemschule

Körper aufgenommen und können keine Infektion auslösen. Andererseits muss das Immunsystem, wie bereits erwähnt, auch gelernt haben und in der Lage sein, gegenüber Nahrungsmitteln (die ja körperfremde Substanzen sind) tolerant zu sein und eben keine Immunreaktion (Allergie) zu entwickeln (Abb. 3.3). Auch eine Toleranz gegenüber den nützlichen Mikroorganismen im Darm ist wichtig! Diese haben, wie Sie später noch sehen werden, wichtige Aufgaben, damit es uns gut geht.

### 3.3.1  Die Darmbarriere

Als „Grenzfläche" zwischen der Außenwelt mit der zugefügten Nahrung und dem Körper fungiert die Darmschleimhaut.

> Die Oberfläche der Darmschleimhaut umfasst eine Fläche von circa 200 m$^2$. Dabei sollen einerseits Nährstoffe vom Körper aufgenommen werden können, andererseits ist es wichtig, dass die Darmschleimhaut auch eine zuverlässige Barriere bietet.

Die Barrierefunktion der Darmschleimhaut wird durch das Immunsystem, von einer dicken Schleimschicht auf diesen Darmschleimhautzellen sowie von der intestinalen Mikrobiota unterstützt. Das ist die Gesamtheit aller Mikroorganismen, die den Magen-Darm-Trakt besiedeln, also Viren, Pilze und natürlich die populärsten unter ihnen, die Darmbakterien.

Undichte Stellen in dieser Barriere („leaky gut" = undichter Darm) können durch Eindringen etwa von Giftstoffen krankmachender Bakterien zu Entzündungsreaktionen führen. Umgekehrt können aber auch Entzündungen im Darm die Darmbarriere angreifen.

Eine physikalische Barriere bilden die Zellen der Darmschleimhaut, die über sogenannte Tight Junctions (Abb. 3.4) miteinander verbunden sind. Dieses „Schlussleistennetz" gewährleistet auf hochkomplexe Weise, dass Nährstoffe zwischen den Zellen vom Körper aufgenommen werden können, während Unerwünschtes nicht passieren soll. Auch durch die Schleimhautzellen selbst, können – streng reguliert – bestimmte Stoffe transportiert werden.

Auf den Schleimhautzellen befindet sich außerdem eine dicke Schleimschicht (Mukus), die von besonderen Schleimhautzellen, den sogenannten Becherzellen, gebildet wird. Die Schleimschicht schützt die darunterliegenden Zellen und hat außerdem die Aufgabe, die Nährstoffaufnahme und die

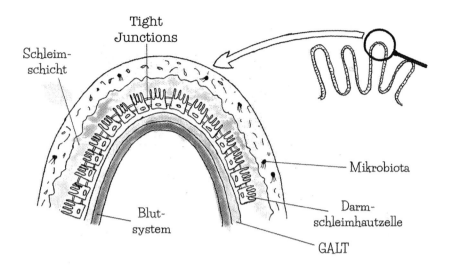

**Abb. 3.4** Die Darmbarriere

Immunabwehr zu unterstützen. Man kann sagen, dass die Schleimschicht umso dicker und besser ist, je mehr Ballaststoffe (also Unverdauliches, das im Dickdarm von Darmbakterien verstoffwechselt wird) wir essen.

Im Mukus leben Bakterien, die auch dafür sorgen, dass diese in einem guten Zustand bleibt und sich erneuern kann. Die Bakterien selbst unterstützen die Schleimhautzellen mit ihren Stoffwechselvorgängen, da sie die Zellen der Schleimhaut mit Energie versorgen.

Schauen wir uns nun also die Darmbakterien noch genauer an.

## 3.4   Darmbakterien

Wird über Darmbeschwerden gesprochen, so fällt meist sehr bald das Wort „Mikrobiom". Eigentlich versteht man darunter die Gesamtheit aller Mikroorganismen (Bakterien, Viren, Einzeller, Pilze etc.), die unseren Körper bewohnen, ohne Krankheitssymptome auszulösen. Besiedelt sind die unterschiedlichsten Organe – von der Haut über die Harnwege, die Atmungsorgane bis hin zum Magen-Darm-Trakt, dessen Mikrobiom vermutlich am besten erforscht ist. Mehr als 90 % unseres Mikrobioms sind im Magen-Darm-Trakt zu finden, wobei der Dickdarm am dichtesten besiedelt ist.

Vermutlich haben bereits Stoffwechselprodukte des mütterlichen Mikrobioms während der Schwangerschaft Bedeutung für die spätere Entwicklung der kindlichen Darmflora. Einen sehr wichtigen Einfluss darauf, wie sich das individuelle Mikrobiom entwickelt, haben dann die ersten Lebensstunden und -tage. Ein Neugeborenes kommt mit einem weitgehend sterilen Darm zur Welt. Eine Kolonisation, also Besiedelung, erfolgt schon im Rahmen des Geburtsvorgangs. Kinder, die auf natürlichem Weg das Licht der Welt erblicken, haben durch den engen Kontakt der Schleimhäute mit der vaginalen und Stuhlflora der Mutter eine andere, günstigere Zusammensetzung als etwa per Kaiserschnitt geborene Kinder. Dies versucht man teilweise schon durch das „vaginal seeding" auszugleichen, indem das Neugeborene mit dem Vaginalsekret der Mutter eingerieben wird. Auch macht es einen Unterschied, ob Kinder nachfolgend gestillt werden, da in der Muttermilch unter anderem besonders gute „Futterstoffe" für wertvolle Bakterien enthalten sind, die sich dadurch leichter ansiedeln.

Ein sehr artenreiches und vielfältiges Mikrobiom gilt als vorteilhaft. Mit circa drei Jahren entspricht das kindliche Mikrobiom in etwa dem eines Erwachsenen.

> Das Darmmikrobiom ist zeitlebens gewissen Veränderungen unterworfen und wird hauptsächlich durch die Ernährung beeinflusst, ist aber auch abhängig von Alter, Stoffwechsel- und immunologischen Veränderungen sowie anderen Umwelteinflüssen.

Unsere Darmbakterien sind üblicherweise Kommensalen. Darunter versteht man Organismen, die auf andere Organismen angewiesen sind (in diesem Fall „naschen" die Darmbakterien an unseren unverdauten Speiseresten mit), ohne ihre „Wirtin" zu schädigen. Doch unsere Darmflora wirkt nicht nur nicht schädigend, sondern erledigt sehr viele wichtige Aufgaben!

Das intestinale Mikrobiom unterstützt uns bei der Abwehr schädlicher Mikroorganismen, hilft bei der Verdauung sowie der Reifung und der Aufrechterhaltung einer guten Immunabwehr, kann schädliche Mikroorganismen im Darm verdrängen, schützt mit Stoffwechselprodukten unsere Darmschleimhaut, fördert das Herstellen eines Gleichgewichts unseres Stoffwechsels etc. Generell arbeitet es eng mit unserem Immun-, Hormon- und Nervensystem zusammen.

Viele Erkrankungen könnten in Verbindung mit einer nicht optimalen Zusammensetzung unseres Mikrobioms stehen. Das Spektrum reicht dabei von Allergien und chronisch entzündlichen Darmerkrankungen bis hin zu Autoimmun-, Krebs- oder psychiatrischen Erkrankungen.

Stoffwechselprodukte von Bakterien gelangen via Darmschleimhaut ins Blut. So entstehen etwa beim Abbau von Ballaststoffen durch unsere Dickdarmbakterien sogenannte kurzkettige Fettsäuren. Diese wirken sich nicht nur positiv auf die Darmschleimhaut aus, sondern entfalten ihre Wirkung im gesamten Körper. Sie unterstützen etwa die Antikörperbildung in Schleimhäuten.

Weiterhin produzieren Darmmikroben auch Neurotransmitter wie Serotonin oder Dopamin. Man geht davon aus, dass zwischen Gehirn und Darm eine Kommunikation in beide Richtungen abläuft, sich also etwa Stress nicht nur auf den Darm auswirkt, sondern das Mikrobiom auch Einfluss auf das Gehirn hat. In Tierversuchen konnte mehrfach gezeigt werden, dass Veränderungen der Bakterienzusammensetzung das Verhalten beeinflussen. Mäuse konnten etwa durch Veränderung der Darmflora mutiger gemacht werden.

Insgesamt hat das Mikrobiom auch einen großen Einfluss darauf, ob unser Immunsystem gut funktioniert – sei es, um einen verlässlichen Infektionsschutz zu haben, tolerant gegenüber „harmlosen" Stoffen wie Allergenen oder körpereigenen Zellen zu sein, oder auch einfach, um gut auf eine Impfung anzusprechen.

> Die Wissenschaft ist allerdings noch nicht so weit, dass Therapien, die direkt auf die Veränderung des Mikrobioms abzielen, standardmäßig bei neurologischen, psychiatrischen oder immunologischen Erkrankungen eingesetzt werden können.

# Weiterführende Literatur

Arrieta, M. C., Bistritz, L., & Meddings, J. B. (2006). Alterations in intestinal permeability. *Gut, 55*(10), 1512–1520. https://doi.org/10.1136/gut.2005.085373

Bercik, P., et al. (2011). The intestinal microbiota affect central levels of brain-derived neurotropic factor and behavior in mice. *Gastroenterology, 141*(2), 599–609.e6093. https://doi.org/10.1053/j.gastro.2011.04.052

Bischoff, S.C., & Meuer, S. (2012). Darm und Immunsystem. Abwehr aus dem Bauch heraus. *Der Allgemeinarzt 16/2012, 50–55.* https://nanopdf.com/download/darm-und-immunsystem-abwehr-aus-dem-bauch-heraus_pdf.

Capaldo, C. T., Powell, D. N., & Kalman, D. (2017). Layered defense: how mucus and tight junctions seal the intestinal barrier. *Journal of molecular medicine (Berlin, Germany)*, *95*(9), 927–934. https://doi.org/10.1007/s00109-017-1557-x

Crowell M. D. (2004). Role of serotonin in the pathophysiology of the irritable bowel syndrome. *British journal of pharmacology*, *141*(8), 1285–1293. https://doi.org/10.1038/sj.bjp.0705762

Drossman, D.A. et al. (2016). Rome IV – functional gastrointestinal disorders: disorders of gut-brain interaction, 4th ed. Rome Foundation: Raleigh, NC

Elsenbruch, S., Icenhour, A., & Enck, P. (2017). Viszeraler Schmerz – eine bio-psychologische Perspektive. *e-Neuroforum*, *23*(3), 141–148. https://doi.org/10.1515/nf-2017-0029

Enck, P. et al. (2019). Darm an Hirn! Der geheime Dialog unserer beiden Nervensysteme und sein Einfluss auf unser Leben. Herder: Freiburg

Fahlke, C. et al. (2022). Taschenatlas der Physiologie mit Grundlagen der Pathophysiologie, 3. Aufl. Urban & Fischer in Elsevier: München

Frieling, T. et al. (2017). Neurogastroenterologie. De Gruyter: Berlin/Boston

Hills, R. D., et al. (2019). Gut Microbiome: Profound Implications for Diet and Disease. *Nutrients*, *11*(7), 1613. https://doi.org/10.3390/nu11071613

Klinke, R., & Silbernagl, S. (2001). Lehrbuch der Physiologie, 3. Aufl. Thieme: Stuttgart

McCoy, K., & von Mutius, E, (2017), Referate „Impact of maternal microbiota on immunity in early life" am Symposium „Nutrition & Health" und „Allergy prevention – the hygiene hypothesis" am Symposium „Childhood Hygiene & Vaccination" auf der SGP-Jahresversammlung am 1. und 2. Juni 2017 in St. Gallen. https://www.rosenfluh.ch/media/paediatrie/2017/04/Immunologische-Praegung.pdfZugegriffen: 12. Dezember 2022

Podingbauer A., & Ekmekcioglu C. (2005). Regulation der Nahrungsaufnahme: Physiologische Mechanismen und klinische Relevanz. *Journal für Ernährungsmedizin 7(1)* (Ausgabe für Österreich): 22–29. https://www.kup.at/kup/pdf/5111.pdf. Zugegriffen: 15. Dezember 2022

Scheinecker, C. (2020). Das Mikrobiom und seine Bedeutung in der Rheumatologie. *Fakten der Rheumatologie*, 1, 15–18

Schiller, M., & Haslberger, A. (2019). Mikrobiom: Der Darm auf Achse, *AEK* 18/2019. https://www.medmedia.at/aerzte-krone/mikrobiom-der%e2%80%86darm-auf-achse/

Schubert, C. (2011). Psychoneuroimmunologie und Psychotherapie. Schattauer: Stuttgart

Silbernagl, S., & Despopoulos, A. (2001). Taschenatlas der Physiologie, 5. Aufl. Thieme: Stuttgart

Valles-Colomer, et al. (2019). The neuroactive potential of the human gut microbiota in quality of life and depression. *Nature microbiology*, *4*(4), 623–632. https://doi.org/10.1038/s41564-018-0337-x

Yang, B., et al. (2019). Effects of regulating intestinal microbiota on anxiety symptoms: A systematic review. *General psychiatry*, *32*(2), e100056. https://doi.org/10.1136/gpsych-2019-100056

# 4

# Was Stress mit unserem Körper macht

**Trailer**

Stress ist ein sinnvoller Mechanismus, um uns leistungsfähiger zu machen. Durch die Reaktion des Körpers auf den Stressor steigen unsere Chancen, die jeweilige Situation gut zu meistern. Diese Anpassungen erfolgen auf unterschiedlichen Wegen.

Ist der auf uns einwirkende Reiz allerdings zu stark oder hält er zu lange an, kann es zu körperlichen Beschwerden kommen, die unter anderem auch den Verdauungstrakt betreffen.

Dabei können Menschen, abhängig etwa von der aktuellen psychischen und körperlichen Verfassung, den Vorerfahrungen oder der Bewertung der Situation, auf den gleichen Stressor individuell höchst unterschiedlich reagieren.

Gehen wir nun einen Schritt weiter und wagen uns aus unserem Körper heraus. Schauen wir, wie äußere Einflüsse auf den Organismus einwirken und wie dieser darauf reagieren kann.

Stressreaktionen sind Reaktionen, die durch Reize (Stressoren) bei Lebewesen hervorgerufen werden, und die dadurch entstehenden körperlichen und geistigen Belastungen.

Prinzipiell ist Stress ein sinnvoller Mechanismus, um uns leistungsfähig zu machen. Durch die Reaktion des Körpers auf den Stressor steigen unsere Chancen, die jeweilige Situation gut zu meistern, und er kann uns helfen, leistungsfähiger zu werden.

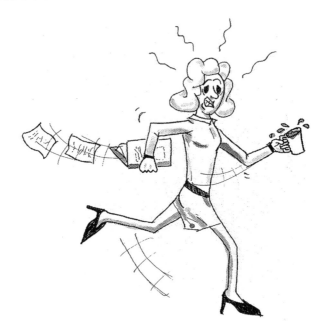

**Abb. 4.1** Stress

Der menschliche Körper hat unterschiedliche Mechanismen, um auf Stress zu reagieren. (Abb. 4.1).

Wenn ein Stressor zu stark ist oder zu lange anhält, kann dies allerdings zur Überforderung führen.

Eine bestimmte Gehirnregion, der sogenannte **Mandelkern** (Amygdala), ist Dreh- und Angelpunkt einer akuten Stressreaktion. Hier kommt es zur Verarbeitung unterschiedlicher Reize und zur Bewertung der Situation. In weiterer Folge werden einerseits diverse Botenstoffe wie CRH („corticotropin-releasing hormone") ausgeschüttet und schließlich in den Nebennieren unsere Stresshormone Adrenalin und Kortisol produziert werden. Andererseits wird über den Hirnstamm, einer stammesgeschichtlich sehr alten Hirnstruktur, der bereits erwähnte Sympathikus (s. Abschn. 3.1) aktiviert.

**Kampf-oder-Flucht-Reaktion**

Durch die Aktivierung des Sympathikus kommt es zu folgenden körperlichen Veränderungen, die unter dem Begriff „Kampf-oder-Flucht-Reaktion" zusammengefasst werden können:

- Anstieg von Blutdruck und Puls
- Erhöhung der Atemfrequenz
- Bereitstellung von Energie, unter anderem durch Anstieg des Blutzuckerspiegels
- Verbesserung der Durchblutung in der Skelettmuskulatur
- ...

Aber auch mentale Anpassungen gehen vor sich; es kommt unter anderem zu

- erhöhter Aufmerksamkeit,
- erhöhter Erregbarkeit,
- verminderter Schmerzwahrnehmung.

Um das Stressgeschehen weiter zu verstehen, ist ein Blick auf die Geschichte der Stressforschung sehr interessant: So hat Walter Cannon Anfang des 20. Jahrhunderts den Begriff der Homöostase eingeführt. Er benannte Reaktionen des Körpers auf einen bedrohlichen Reiz als „Kampfoder-Flucht-Reaktion", mit dem Ziel, „das innere Gleichgewicht wiederherzustellen".

Etwas später begann jener Arzt zu publizieren, dessen Name in der Stressforschung vermutlich der populärste ist: Hans Selye. Kritikpunkte an seiner Arbeit sind, dass er einerseits „nur" an Tieren forschte, andererseits als Stressoren extreme, zumeist lebensbedrohliche Reize einsetzte, sodass seine Erkenntnisse nicht 1:1 auf Menschen übertragbar sind. Nichtsdestotrotz waren seine Forschungsresultate wichtig. Er war der Meinung, dass auf Stressoren immer dieselben biologischen Reaktionen folgen, und nannte das, was er sah, „Stress-Trias":

- Vergrößerung der Nebennierenrinde (dem Organ, in dem die Stresshormone Kortisol und Adrenalin produziert werden)
- Schrumpfen der Lymphorgane (einem wichtigen Teil des Immunsystems)
- Geschwüre im Magen-Darm-Trakt (womit wir wieder beim Thema wären)

**Allgemeines Adaptationssyndrom nach Selye**

Weiterhin beschrieb er drei Stufen der Reaktion auf ein Ereignis:

1. Die erste Phase ist die Alarmreaktion, die vor allem auf das Aufrechterhalten der lebenswichtigen Körperfunktionen ausgerichtet ist.

> 2. In der zweiten Phase versucht der Körper, mit dem bedrohenden Faktor umzugehen beziehungsweise Widerstand zu leisten.
> 3. Die dritte Phase ist die sogenannte Erschöpfungsphase des Körpers, in der auch der Adrenalinspiegel wieder sinkt.

In der zweiten Hälfte des 20. Jahrhunderts kamen dann weitere, sehr wichtige Erkenntnisse hinzu: Der Physiologie John Mason bemerkte nämlich, dass nicht jede Person gleich auf denselben Stressor reagiert, sondern dass es immens wichtig ist, wie jemand eine Situation bewertet. Relevant ist beispielsweise, ob eine Situation neu ist oder – wie der Psychologe Richard Lazarus in den 1980er-Jahren herausfand – unkontrollierbar erscheint. Wesentlichen Einfluss auf die Stressreaktion des Körpers hat die Einschätzung, ob die jeweiligen Bedingungen mit den zur Verfügung stehenden Ressourcen gemeistert werden können oder nicht.

Schließlich kam es Anfang des jetzigen Jahrhunderts zur Einführung des Begriffs der allostatischen Last durch den Neurowissenschaftler Bruce McEwen. Vereinfacht erklärt versteht er darunter das, was der Körper investieren muss, um – trotz weiterem Einwirken eines Stressors – das innere Gleichgewicht wiederherzustellen. „Kosten" entstehen beispielsweise in Form von körperlichen Beschwerden, die im Kampf gegen einen Stressor „zu begleichen" sind.

Sie dürften bereits erahnen, dass es bei Stress zu sehr vielfältigen Auswirkungen auf den gesamten Körper inklusive ausgeprägter Folgen für das Immunsystem kommt.

## 4.1  Auswirkungen von Stress auf den Verdauungstrakt

Chronischer oder immer wiederkehrender akuter Stress spielt bei funktionellen Magen-Darm-Erkrankungen eine wesentliche Rolle.

Auch hier läuft die Stressantwort des Organismus über eine hormonelle Schiene und über das autonome Nervensystem. Sie führt beispielsweise zu Veränderungen der Geschwindigkeit, mit der sich Magen und Darm bewegen. Aber auch die Durchlässigkeit der Schleimhäute, die Aktivität des Immunsystems oder die Zusammensetzung der Darmbakterien werden beeinflusst.

Das bereits weiter oben erwähnte CRH (das zu Beginn der Stressreaktion im Gehirn ausgeschüttet wird) wirkt beispielsweise auch direkt auf den Verdauungsapparat. Im Magen hemmt es die Entleerung und im Dick-darm fördert es sie. Das ist der Grund, warum viele Menschen, die unter massivem Druck stehen, keinen Bissen runterbringen, dafür aber häufiger die Toilette aufsuchen müssen.

Doch Stress spielt nicht nur bei funktionellen Magen-Darm-Erkrankungen eine Rolle. So sind psychosoziale Belastungsfaktoren bei-spielsweise bei der Entstehung von Magengeschwüren sehr relevant. Es konnte etwa in Japan nach einem schweren Erdbeben im Jahr 1995 gezeigt werden, dass in den beiden Monaten nach der Naturkatastrophe die Anzahl an blutenden Magengeschwüren in dem Erdbebengebiet deutlich stieg.

Neben den verschiedenen direkten Auswirkungen von Stress auf den menschlichen Körper ist darüber hinaus nicht zu vergessen, dass Stress auch negative indirekte Folgen auf die Gesundheit haben kann, wenn man sich beispielsweise ungesünder ernährt, schlechter schläft, medizinische Kontroll-termine nicht einhält oder als Raucherin noch häufiger zu Zigaretten greift.

## 4.2  Die individuelle Verarbeitung von Stressoren

In der Praxis erlebe ich es sehr oft, dass Patientinnen selbst einen Zusammenhang ihrer Beschwerden mit akuten oder chronisch einher-gehenden belastenden Ereignissen sehen. Was ich allerdings fast ebenso häufig höre, ist der Satz: „Andere haben doch viel mehr Stress als ich und keine Probleme!"

Schauen wir uns eine mögliche Stresssituation an wie das Halten eines Vortrags auf einer Bühne vor Publikum. Für manche Menschen stellt dies eine nahezu unüberwindbar erscheinende Herausforderung dar – sie bekommen schon beim Gedanken daran Herzklopfen und schlafen nächte-lang schlecht. Andere wiederum freuen sich auf dieses Ereignis. Wie kann das sein?

Es liegt – sehr vereinfacht dargestellt – daran, dass in einem bereits erwähnten Teil des Gehirns, dem limbischen System (s. Abschn. 3.1), eine Bewertung der eingehenden Informationen stattfindet. Das limbische System ist zudem entscheidend daran beteiligt, uns dabei zu unterstützen, vernünftige Entscheidungen zu treffen. Dazu werden wir aber später noch kommen (s. Abschn. 7.7.2).

So gelangen etwa die Informationen aus den Sinnesorganen (zum Bei-spiel das Bild eines weinenden Kindes neben einem am Boden liegenden

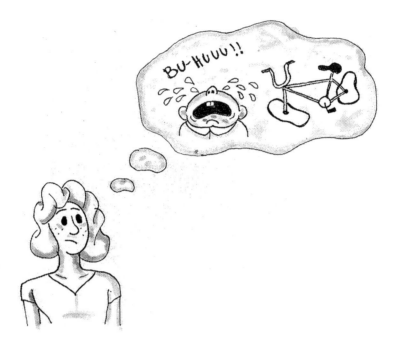

**Abb. 4.2** Erste Sinneseindrücke

Fahrrad, das laut brüllt und weint; Abb. 4.2) ins limbische System und werden dort auf Basis unserer Stimmungslage, unserer (unbewusst abgespeicherten) Erinnerungen, Vorerfahrungen etc. bewertet. Lautet die Bewertung „Alarm!", dann erfolgt unbewusst und rasend schnell ein „Hochfahren" unseres Körpers durch Stresshormone und das unwillkürliche Nervensystem. Vermutlich wird hier eine Person, die beispielsweise einmal einen schweren Verkehrsunfall miterlebt hat, anders reagieren als ein Mensch ohne jede traumatische Vorerfahrung im Leben, der gerade einen dreiwöchigen Entspannungsurlaub genossen hat.

Daneben gibt es eine wesentlich langsamere Verbindung vom limbischen System zu den bewussten Teilen des Gehirns, durch die wir die Situation kognitiv prüfen können: Haben wir das schreiende Kind nur in einer Fernsehsendung zur Erhöhung der Verkehrssicherheit wahrgenommen? Hat sich auf der Straße vor uns gerade ein Kind verletzt, weil es von einem Auto erfasst wurde? Oder steht da „nur" ein trotziges Kindergartenkind, das nicht nach Hause will und das Rad auf den Boden geworfen hat? (frei nach einem Beispiel von Gunther Schmidt 2018).

Dadurch können wir entsprechende, bewusst gewählte Handlungen in Gang setzen – allerdings mit einiger Zeitverzögerung.

Dies ist eine sehr kluge Art und Weise unseres Körpers, mit Informationen umzugehen. So schrieb der amerikanische Neurowissenschaftler Joseph LeDoux (2001, S. 178) sehr treffend: „Langfristig ist es vorteilhafter, einen Stock irrtümlich für eine Schlange zu halten, als eine Schlange für einen Stock […]." (Abb. 4.3).

In den allermeisten Fällen sind wir sehr glücklich darüber, dass unser Gehirn lebenslang die Fähigkeit hat, zu lernen – was sich auf neurobiologischer Ebene durch Änderungen der Verschaltung von Nervenzellen, aber auch durch Wachsen und Schrumpfen bestimmter Gehirnareale manifestiert.

So kann es etwa auch bei Menschen, die über einen längeren Zeitraum einem erhöhten Stresspegel ausgesetzt sind oder die traumatische Erfahrungen gemacht haben, zu entsprechenden Veränderungen kommen. Hierbei können sich Areale stärker ausprägen, die ein „Hochfahren des Systems" vorantreiben – was höhere Ängstlichkeit, Aufmerksamkeit hinsichtlich möglicher Gefahren und generell höhere Erregbarkeit bedingen kann.

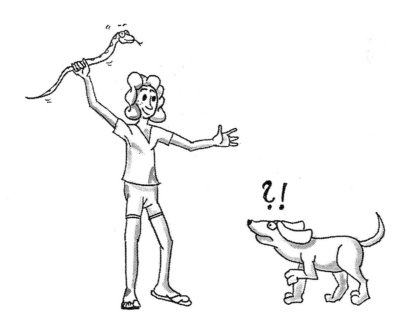

**Abb. 4.3** „Wo ist das Stöckchen?"

Erfreulicherweise gelingt es aber oft mit hilfreichen Therapien, diese Kreisläufe wieder zu durchbrechen und die Beschwerden zu mildern.

## Weiterführende Literatur

Egle, U.T., et al. (2020). Psychosomatik. Neurobiologisch fundiert und evidenzbasiert. Kohlhammer: Stuttgart, 2020.

Esch, T., & Esch, S.M. (2013).: Stressbewältigung, Mind-Body-Medizin, Achtsamkeit, Selbstfürsorge. Medizinisch Wissenschaftliche Verlagsgesellschaft: Berlin, 2. Auflage 2016

Goebel-Stengel M., & Mönnikes H. (2016) Stress und Darm. *Focus: Neurogastroenterologie, neuro* 02/2016 https://www.medmedia.at/neurologisch-ausg/stress-und-darm/Zugegriffen 01.01.2022

Gnam J.P. (2012). Stress und körperliche Leistung: Auswirkungen habitueller körperlicher Aktivität und körperlicher Fitness auf die Stressreaktivität. Südwestdeutscher Verlag für Hochschulschriften: Chisinau (2012)

LeDoux, J. (1998). Das Netz der Gefühle: wie Emotionen entstehen. Deutscher Taschenbuchverlag: München, 6. Auflage 2001

Moser, G. (2007). Psychosomatik in der Gastroenterologie und Hepatologie. Springer-Verlag Wien NewYork: Wien, 2007

Ruegg, J.C. (2001). Gehirn, Psyche und Körper. Neurobiologie von Psychosomatik und Psychotherapie. Schattauer: Stuttgart, 5. Auflage 2011

Schmidt, G. (2005). Einführung in die hypnosystemische Therapie und Beratung. Carl Auer: Heidelberg, 8. Auflage 2018

Storch, M., & Krause, F. (2002). Selbstmanagement – ressourcenorientiert. Grundlagen und Trainingsmanual für die Arbeit mit dem Zürcher Ressourcen Modell (ZRM®). Hogrefe: Bern, 6. Auflage 2017

Tanaka, Y., et al. (2011). Biopsychosocial model of irritable bowel syndrome. *Journal of neurogastroenterology and motility, 17*(2), 131–139. https://doi.org/10.5056/jnm.2011.17.2.131

# 5

# Funktionelle Störungen des Magen-Darm-Trakts

Unter funktionellen Erkrankungen versteht man Krankheiten, bei denen an den betroffenen Organen selbst die groben Strukturen in Ordnung sind, das heißt, dass beispielsweise keine Tumore oder Entzündungen gefunden werden können. Die Funktion der Organe ist allerdings aus dem Takt geraten.

Diese können zu Symptomen wie Schwindel, Erschöpfung, Beklemmungsgefühl etc. führen oder eben auch den Magen-Darm-Trakt betreffende Beschwerden nach sich ziehen.

Wichtig ist es, dabei Erkrankungen, die eine andere Therapie erfordern, auszuschließen. Dazu stehen unterschiedlichste Diagnoseverfahren zur Verfügung.

Es gibt eine große Anzahl an funktionellen Bauchbeschwerden. Diese werden zunehmend Störungen der Darm-Hirn-Interaktion („disorders of gut-brain interaction", DGBI) bezeichnet und können unterschiedlichste Beschwerden, von Schluckstörungen über Übelkeit und Durchfall bis zu Entleerungsstörungen, hervorrufen. Ursächlich finden sich viele verschiedene Faktoren. Dementsprechend gibt es meist auch mehrere therapeutische Möglichkeiten zur Behandlung der Beschwerden.

Unter funktionellen Erkrankungen versteht man Krankheiten, bei denen an den betroffenen Organen selbst die groben Strukturen in Ordnung sind, das heißt, dass beispielsweise keine Tumore oder Entzündungen gefunden werden können. Die **Funktion der Organe** ist allerdings **aus dem Takt** geraten.

© Der/die Autor(en), exklusiv lizenziert an Springer-Verlag GmbH, DE, ein Teil von Springer Nature 2023
E. Schartner, *So klappt's mit der Verdauung*, https://doi.org/10.1007/978-3-662-66434-6_5

Ich finde diese Beschreibung aus der Patientenleitlinie für funktionelle Körperbeschwerden (Hausteiner-Wiehle et al. 2018, S. 8) wunderbar, in der geschrieben wird, dass bei funktionellen Störungen „die Hardware [...] zwar intakt, die Software aber durcheinandergeraten ist".

Experimentell lassen sich bei funktionellen Verdauungsbeschwerden aber sehr wohl Veränderungen nachvollziehen, etwa ein Ungleichgewicht des Immunsystems beziehungsweise des unwillkürlichen Nervensystems oder Störungen der Körperwahrnehmung im Gehirn.

Diese Beschwerden sind also **keinesfalls eingebildet** oder gar vorgetäuscht, auch wenn im ärztlichen Gespräch dieser Eindruck entstehen kann, wenn der Patientin schlicht gesagt wird: „Sie haben nichts!"

Funktionelle Beschwerden sind im Allgemeinen sehr häufig. Etwa ein Fünftel der Patientinnen, die allgemeinmedizinische Hilfe suchen, leiden unter einer funktionellen Problematik. Bei chronischen Bauchschmerzen sind es sogar etwa die Hälfte.

Es gibt auch viele Beschwerden abseits des Verdauungstrakts, für die sich in den herkömmlichen Untersuchungen keine Ursachen finden lassen. Oft liegen diese auch in Kombination mit funktionellen Magen-Darm-Erkrankungen vor.

---

**Beschwerden in Kombination mit Magen-Darm-Erkrankungen**

- Schwindel, Kreislaufbeschwerden, Ohrgeräusche ...
- Beklemmungsgefühl, Herzrasen, Herzstolpern ...
- Schmerzzustände in unterschiedlichen Körperregionen, Muskelverspannungen ...
- Müdigkeit, Erschöpfung, Schlafstörungen ...
- Mundtrockenheit, Hitzewallungen, starkes Schwitzen ...

---

Während Patientinnen mit chronischen funktionellen Beschwerden leider oft eine lange Krankheitsgeschichte hinter sich haben, bis sie Hilfe bekommen, ist es auf der anderen Seite glücklicherweise eher selten, dass gravierende organische Erkrankungen übersehen werden.

Die Prognose von funktionellen Beschwerden ist zumeist gut. Oft kann schon mit recht einfachen Mitteln eine deutliche Besserung erreicht werden. Dazu gehört etwa eine ausführliche Aufklärung über die Gutartigkeit der Erkrankung. Und genau hier kommt es zu dem Problem, dass in den meisten Gesundheitssystemen Ärztinnen zu wenig Zeit bleibt.

Wenn man bedenkt, dass eine Allgemeinmedizinerin, die pro Tag 40 Patientinnen begutachtet, pro Stunde zwei mit funktionellen Beschwerden (!) sieht, in Österreich aber durchschnittlich nicht einmal 5 min (in

Deutschland sind es angeblich knapp 8 min) pro Konsultation Zeit hat, kann man von Glück reden, dass ein großer Teil funktioneller Störungen selbstlimitierend ist, also wieder „von allein" verschwindet.

Bei chronischen Beschwerden ist es allerdings essenziell, dass von ärztlicher Seite Geduld aufgebracht wird, um die Patientinnen zu begleiten und sie mit Erklärungen dabei zu unterstützen, ihre spürbaren Symptome verstehen zu können.

Beschränken wir uns in weiterer Folge auf funktionelle Erkrankungen des Verdauungstrakts.

## 5.1 Das Stellen der Diagnose

Da die Befunde bei funktionellen Störungen „nichts" ergeben, kann keine „Positivdiagnose" gestellt werden, die beispielsweise bei der Patientin in Abb. 5.1 sehr offensichtlich ist.

Es gibt bis dato keine Befunde in Blut-, Röntgen- oder endoskopischen Untersuchungen, mit denen eine funktionelle Störung diagnostiziert werden kann. Insofern sprechen viele Expertinnen von sogenannten

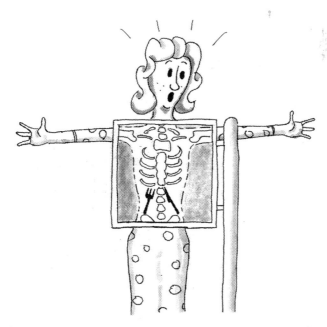

"Ich fürchte, Sie haben Messer und Gabel verschluckt."

**Abb. 5.1** Hier kann die Diagnose leicht gestellt werden

Ausschlussdiagnosen, das heißt, wenn nichts anderes gefunden werden kann, dürfte ein funktionelles Problem vorliegen.

Statistisch gesehen, ist bei vielen Beschwerden eine funktionelle Ursache sehr wahrscheinlich. Daher wird empfohlen, von Beginn an eine „Simultandiagnostik" von ärztlicher Seite anzustreben. Diese umfasst

* das Erheben einer ausführlichen Anamnese (das ist das Erfassen der Krankheitsgeschichte),
* eine körperliche Untersuchung der Betroffenen,
* die Veranlassung notwendiger Untersuchungen,
* das Vermeiden von Überdiagnostik und wiederholten Untersuchungen,
* das Einplanen von ausreichend Zeit für die Besprechung von Befunden sowie das Liefern gut verständlicher, ganzheitlicher Erklärungsmodelle.

In Zukunft wird es vermutlich irgendwann Marker geben (zum Beispiel bestimmte Werte, die nach Abgabe eines Blut- oder Stuhltests erhoben werden), mit denen es gelingt, Positivdiagnosen zu stellen und nicht bloß andere Erkrankungen auszuschließen.

Aber vorerst noch liefert uns Ärztinnen hierzu die Anamnese erste, sehr wichtige Anhaltspunkte.

> **Hilfreiche Fragen in der Anamnese**
> * Wann und wie sind die Beschwerden erstmals aufgetreten?
> * Kamen diese schleichend oder traten sie plötzlich auf?
> * Gab es zu dem Zeitpunkt besondere Stressfaktoren, andere Erkrankungen, Ernährungsumstellungen?
> * Liegt ein Gewichtsverlust vor?
> * Was hilft (nicht) gegen die Beschwerden? Gibt es Magen-Darm-Erkrankungen in der Familie?
> * Gibt es andere quälende Beschwerden?
> * Liegen andere Erkrankungen vor?
> * Werden Medikamente eingenommen, deren Nebenwirkungen eventuell die Beschwerden erklären (Tab. 5.1)?

Wesentlich ist weiterhin eine körperliche Untersuchung sowie – je nach vorliegenden Beschwerden und Anamnese – gezielte Untersuchungen (üblicherweise zumindest eine Untersuchung von Blut/Stuhl und ein Ultraschall des Bauches).

**Tab. 5.1**  Beispiele für Medikamentennebenwirkungen, die den Verdauungstrakt betreffen

| Nebenwirkung | Medikamente |
|---|---|
| Durchfall | Diabetesmittel: Acarbose, Metformin; diverse Antibiotika (z. B. Amoxicillin, Cefuroxim, Clindamycin); Antidepressiva: vom SSRI Typ (z. B.Citalopram, Fluoxetin, Sertralin,...), Lithium; Schmerzmittel vom NSAR Typ (Acetylsalicylsäure = ASS, Diclofenac, Ibuprofen,...); Olmesartan (Blutdruckmittel); Metoclopramid (wirkt gegen Übelkeit) |
| Verstopfung | Amitriptylin (Antidepressivum); Amlodipin (Blutdruckmittel); Antihistaminika („Allergiemittel" z. B. Hydroxyzindihydrochlorid); Hyoscin-N-butylbromid („entkrampfend"); Ondansetron (gegen Übelkeit), Opiate (Schmerzmittel z. B. Fentanyl, Hydromorphon, Oxycodon,...),... |
| Übelkeit/ Erbrechen | Gerade Übelkeit wird sehr oft als Medikamentennebenwirkung genannt. Besonders relevant ist das bei vielen Chemotherapeutika, bei Opiateinnahme oder Therapie mittels Antibiotika |

Es gibt einige Anhaltspunkte in der Krankengeschichte oder Auffälligkeiten im Rahmen der körperlichen Untersuchungen, die weitere Untersuchungen erforderlich machen können. Dazu gehören

* (unerklärbarer, unbeabsichtigter) Gewichtsverlust,
* blutiger oder schwarzer Stuhl,
* Blutarmut,
* Fieber, Nachtschweiß, Entzündungszeichen,
* nächtliche Beschwerden,
* tastbare Läsionen im Bauch,
* schwere Erkrankungen bei nahen Angehörigen.

Der Ausschluss relevanter, möglicherweise bedrohlicher Erkrankungen ist insofern wichtig, weil diese eine andere Therapie erfordern würden. Außerdem ist es natürlich für Patientinnen essenziell und beruhigend zu wissen, dass keine der befürchteten Erkrankungen, etwa Krebs, vorliegt.

Es ist aber weder möglich, noch aus gesundheitsökonomischer Sicht machbar und schon gar nicht sinnvoll für die betroffenen Patientinnen, jede erdenkliche mögliche Diagnose, die in irgendeiner Form Bauchbeschwerden auslösen kann, auszuschließen. Jede Untersuchung sollte aus wohlüberlegten Gründen stattfinden und eine Über- beziehungsweise Mehrfachdiagnostik vermieden werden.

Es gibt nicht wenige Patientinnen, die innerhalb kurzer Zeit drei oder vier Darmspiegelungen hatten, bis auch von ärztlicher Seite endlich aus den Untersuchungsergebnissen geschlossen wurde, dass es sich „nur um einen Reizdarm" handelt.

Außerdem sollte beachtet werden, dass viele Untersuchungen nicht nebenwirkungsfrei sind (so sind Röntgen- oder computertomografische Untersuchungen mit einer gewissen Strahlenbelastung verbunden, die sich über ein Leben summiert) beziehungsweise es zu Komplikationen kommen kann (wie etwa allergische Reaktionen auf Kontrastmittel oder Blutungen nach Magen- oder Darmspiegelungen). Jede Patientin, die bereits eine Koloskopie gehabt hat, weiß auch, dass die Vorbereitung darauf kein Honigschlecken ist.

Weiterhin wird es mit Zunahme der diagnostischen Maßnahmen immer wahrscheinlicher, dass es zu irrelevanten „Zufallsbefunden" kommt, die den Patientinnen dann Ängste und Sorgen bereiten. So kann der Tumormarker CEA (karzinoembryonales Antigen) etwa bei Dickdarmkrebs erhöht sein und wird bei Krebspatientinnen auch zur Verlaufskontrolle eingesetzt. Es gibt allerdings auch eine Reihe von anderen Gründen, warum der CEA-Wert erhöht sein kann (etwa bei Raucherinnen). Werden Tumormarker nun „einfach so" bestimmt, kann das unnötigerweise große Sorgen bereiten und eine Vielzahl von Untersuchungen nach sich ziehen.

Ähnlich wie in Aufklärungsgesprächen vor operativen Eingriffen müssen sich Ärztinnen teilweise auf eine Gratwanderung bei der Abklärung vermutlich funktioneller Beschwerden begeben. Im Fall der Operationsaufklärung müssen Patientinnen ausreichend (auch über mögliche Risiken, Nebenwirkungen und Komplikationen) informiert werden, um sich, nach eigenem Abwägen von Nutzen und Risiko, selbstbestimmt für oder gegen die Operation entscheiden zu können. Das gilt auch, obwohl schon länger bekannt ist, dass Nebenwirkungen, die erwähnt werden und denen Bedeutung gegeben wird, mit höherer Wahrscheinlichkeit auftreten, als wenn sie im Aufklärungsgespräch nicht erwähnt werden. Die immense Bedeutung einer ruhigen, empathischen Gesprächsführung, bei der Worte bewusst gewählt werden, wird immer noch unterschätzt.

Und so ist es natürlich auch bei der Betreuung von Patientinnen mit funktionellen Erkrankungen ärztliche Aufgabe, diese weder durch Worte noch durch eine Unzahl an Untersuchungen, die „im Gießkannenprinzip über die Betroffenen geschüttet" werden, zu schaden. Wobei im Rahmen der Betreuung selbstverständlich auch entsprechend reagiert und vielleicht doch eine weitere Untersuchung veranlasst werden muss, sollten sich die Beschwerden im Verlauf verändern.

Dieser Konflikt – einerseits nichts übersehen zu dürfen, andererseits ein Zuviel an Untersuchungen vermeiden zu wollen – kann durchaus Potenzial für Missverständnisse bergen: Die Patientin drängt auf Untersuchungen, die Ärztin achtet darauf, die Diagnostik wirklich nur gezielt einzusetzen. Dies kann dazu führen, dass sich Patientinnen nicht wertgeschätzt und ernst genommen fühlen. Umso wichtiger sind hier also Gespräche, in denen beide Seiten ihre Hintergründe und Anliegen darlegen. Mehr dazu folgt später in Abschn. 7.2!

## 5.1.1 Differenzialdiagnosen

Bestimmte andere Erkrankungen auszuschließen, um diese bei Bedarf richtig therapieren zu können, ist ebenfalls wichtig. In der Medizin wird dabei von Differenzialdiagnosen gesprochen, also von Erkrankungen, die ähnliche Beschwerden verursachen und in Betracht gezogen werden müssen.

> **Beispiel**
> Frau Calor ruft ihre Hausärztin an, weil sie unter Fieber und einem Hautausschlag leidet. Diese bittet sie, in die Praxis zu kommen, und geht gedanklich schon mögliche Differenzialdiagnosen durch (Scharlach, Rotlauf, Syphilis, Masern, Affenpocken …). Nach einer Anamnese mit strukturierten Fragen („Seit wann bestehen die Beschwerden?", „Waren Sie im Urlaub?", „Sind andere nahestehende Personen betroffen?" …) und einer körperlichen Untersuchung (Wie sieht der Ausschlag aus? Gibt es andere körperliche Auffälligkeiten? …) folgt zur weiteren Abklärung – falls notwendig – eine gezielte weitere Diagnostik.

So ist es etwa bei Verdauungsstörungen relevant, zu wissen, ob es sichtbare **Entzündungen** im Magen-Darm-Trakt gibt.

> Eine Entzündung ist eine körperliche Reaktion auf einen Reizzustand.

Im Verdauungstrakt kann dieser Reiz häufig ein Krankheitserreger sein – in diesem Fall spricht man dann von einer **Infektion**.

### Infektionen durch Bakterien
So können Durchfälle beispielsweise durch Viren oder Bakterien verursacht sein: Noroviren, Salmonellen oder Campylobacter wären hier typische Beispiele.

Die Episoden sind meist kurz und heftig, gehen manchmal auch mit Fieber oder Erbrechen einher. Die Therapie orientiert sich zumeist an den Symptomen (Flüssigkeitszufuhr, eventuell zusätzlich Gabe von Mineralsalzen; Mittel gegen Übelkeit …). Unter bestimmten Umständen werden bakterielle Infekte auch mit Antibiotika therapiert.

Doch auch bei länger andauernden Durchfällen sind Infektionen (zum Beispiel mit Würmern oder Parasiten) möglich, vor allem wenn die Betroffenen gerne fremde Länder besuchen oder Haustiere haben – manchmal reichen aber auch Kleinkinder im gemeinsamen Haushalt, die beim Spielen in der Sandkiste Wurmeier verschluckt haben.

Doch es gibt auch Entzündungen, die nicht durch Keime verursacht werden.

## Chronisch entzündliche Darmerkrankungen

Durchfälle und Bauchschmerzen können auch durch sogenannte chronisch entzündliche Darmerkrankungen ausgelöst werden. Die genaue Krankheitsursache ist unbekannt. Diskutiert werden Umweltfaktoren, genetische Veranlagung oder auch Veränderungen des Mikrobioms.

Finden sich in der Anamnese keine Alarmzeichen und ist laut Meinung der Ärztin zur Abklärung der Durchfälle keine Darmspiegelung notwendig, so wird oft zumindest einmal Calprotectin im Stuhl bestimmt. Dies ist ein Marker, der von einer bestimmten Immunzellenart produziert wird und bei Entzündungen (wie den chronisch entzündlichen Darmerkrankungen) typischerweise erhöht ist.

Die **Colitis ulcerosa** ist auf den Dickdarm beschränkt und verursacht zumeist blutige Durchfälle.

**Morbus Crohn** kann von der Mundhöhle bis zum After auftreten. Besonders häufig liegt er im sogenannten terminalen Ileum vor, also im letzten Stückchen des Dünndarms, bevor dieser in den Dickdarm mündet. Daher ist es bei einer Darmspiegelung aufgrund von Durchfällen wichtig, dass auch bis zum Dünndarm vorgespiegelt wird und mehrere Proben zur Diagnostik entnommen werden.

Dickdarmproben werden ebenfalls benötigt, um eine **mikroskopische Kolitis** nachzuweisen. Wie der Name schon erahnen lässt, ist bei dieser Erkrankung bei der Darmspiegelung mit bloßem Auge kein Befund zu erkennen. Unter dem Mikroskop zeigen sich in den Proben dann aber typische Veränderungen. Die Beschwerden dieser Erkrankung sind typischerweise wässrige Durchfälle.

Sowohl Colitis ulcerosa und Morbus Crohn als auch die mikroskopische Kolitis erfordern eine spezielle Therapie, die meist darauf abzielt, das Immunsystem herunterzuregeln.

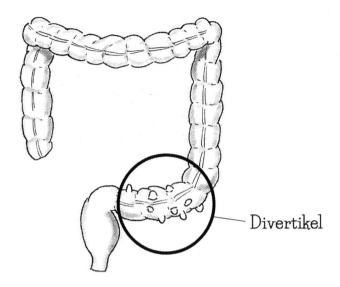

**Abb. 5.2** Divertikel

## Divertikel

Auch Divertikel (darunter versteht man Ausstülpungen der Darmwand; Abb. 5.2) können sich entzünden und immer wieder Bauchschmerzen (meist im linken Unterbauch) verursachen. Das Risiko, Divertikel zu entwickeln, steigt bei ballaststoffarmer Ernährung.

## Entzündung des Magens

Im Magen kann eine Entzündung (Gastritis) Übelkeit, Oberbauchschmerzen, Appetitlosigkeit und ähnliche Beschwerden auslösen. Auslöser könnte ebenfalls ein Bakterium sein, und zwar Helicobacter pylori. Als Therapie wird dann zumeist ein „Antibiotikacocktail" mit einem „Magenschutz" verschrieben. Da verschiedene Antibiotika kombiniert werden müssen, schluckt man dann rasch acht Tabletten täglich für 10–14 Tage.

Bei dem „Magenschutz" handelt es sich um sogenannte Protonenpumpenhemmer (s. auch Abschn. 7.5). Diese Substanzklasse an Medikamenten hemmt (teilweise) die Zellen der Magenschleimhaut, die Salzsäure produzieren, damit sich diese wieder erholen kann.

Meistens ist eine Gastritis aber nicht bakteriell verursacht – auch Stress, Zigaretten, Alkohol oder einige Medikamente können die Magenschleimhaut reizen, um nur einige Ursachen zu nennen. Auch hier bestünde die Therapie (neben einer Verhaltensänderung) darin, für einige Wochen einen Protonenpumpenhemmer zu nutzen.

### Entzündung der Speiseröhre

Eine Entzündung in der Speiseröhre (Ösophagitis) macht sich bei Patientinnen oft durch Sodbrennen, Reizhusten oder auch Schluckstörungen bemerkbar.

Wie schon in Kap. 2 erwähnt, ist die Magensäure sehr sauer, kann aber dem Magen im Normalfall nichts anhaben, da es dort Zellen gibt, die eine schleimige Schutzschicht aufbauen. Die Oberfläche der Speiseröhre ist hingegen wesentlich empfindlicher. Daher hat die Speiseröhre an ihrem unteren Ende einen dicken Muskel, der sich nur ganz kurz öffnet, wenn Speisebrei von der Speiseröhre in den Magen übergeht. Ist dieser zu schlaff, gelangt Magensäure in Kontakt mit der empfindlichen Ösophagusschleimhaut und reizt diese. Dies wird als „Reflux" bezeichnet und oft als Sodbrennen wahrgenommen.

Bei der sogenannten **eosinophilen Ösophagitis** kommt es ebenfalls zu einer chronischen Entzündung. Die Betroffenen klagen zumeist über Schluckstörungen. Diagnostiziert wird die Erkrankung mithilfe von Probeentnahmen an der Schleimhaut. Ursächlich gibt es Zusammenhänge mit Lebensmittelallergien, sodass als Therapie eine strenge Diät über einige Wochen beziehungsweise ein Kortisonpräparat gegeben wird, dass das überaktive Immunsystem dämpft.

Auch andere Organe des Verdauungsapparats können sich entzünden – so kann es beispielsweise bei chronischen **Bauchspeicheldrüsenentzündungen** auch zu immer wiederkehrenden, gürtelförmigen Schmerzen im Oberbauch kommen. Solche Entzündungen können dazu führen, dass die Bauchspeicheldrüse irgendwann nicht mehr ausreichend Verdauungsenzyme produzieren kann, wodurch Durchfälle oder Blähungen hervorgerufen werden können.

### Blinddarmentzündung

Bei Entzündungen der Gallenblase oder der Appendix („Blinddarmentzündung") ist das Geschehen allerdings selten mit funktionellen Beschwerden zu verwechseln. Diese verlaufen zumeist sehr akut und müssen rasch therapiert werden.

## Glutenunverträglichkeit

Bei der **Zöliakie** kommt es zu einer über das Immunsystem vermittelten Unverträglichkeit von Gluten, einem Eiweißstoff, der in bestimmten Getreidesorten vorkommt. Hinweise darauf findet man in Laboruntersuchungen. Die Diagnose wird mithilfe von Proben aus dem Zwölffingerdarm im Rahmen einer Magenspiegelung gestellt. Von vielen wird die Zöliakie als „das Chamäleon unter den Krankheiten" bezeichnet, weil sie neben Magen-Darm-Beschwerden (wie Durchfälle, Blähungen, Völlegefühl) auch Beschwerden hervorrufen kann, die die Leber, das Nervensystem oder die Haut betreffen – um nur einige Organe hervorzuheben. Die Therapie besteht in einer lebenslangen, streng glutenfreien Ernährung, also beispielsweise dem Eliminieren von Weizen, Roggen oder Dinkel aus dem Speiseplan. Dies hat so streng zu erfolgen, dass in einem gemeinsamen Haushalt das glutenfreie Brot nicht einmal in derselben Brotdose aufbewahrt werden sollte wie glutenhaltiges!

Unterschiedliche **Nahrungsmittelunverträglichkeiten** werden in Abschn. 6.3 genauer betrachtet.

## Krebserkrankungen

Die größte Furcht haben die meisten Menschen wohl vor **bösartige Erkrankungen** („Krebs"). Diese können in allen Verdauungsorganen auftreten und sehr diffuse Bauchbeschwerden verursachen.

Die am häufigsten im Magen-Darm-Trakt auftretende Krebsart ist sowohl bei Männern als auch bei Frauen Darmkrebs. Da die Prognose in frühen Stadien wesentlich besser ist (und weil Dickdarmkrebs über Vorstufen, sogenannte Polypen, entsteht, die im Rahmen einer Darmspiegelung gut entfernt werden können), sollten sich auch Personen ohne Beschwerden etwa ab dem 50. Lebensjahr (in verschiedenen Ländern gibt es diesbezüglich unterschiedliche Empfehlungen) regelmäßig einer Vorsorgekoloskopie unterziehen. Liegen Beschwerden vor oder sind nahe Verwandte in jüngeren Jahren an Darmkrebs erkrankt, wird schon früher dazu geraten.

Je nachdem, in welchem Stadium Krebs erkannt wird und welches Organ betroffen ist, ergeben sich unterschiedliche Prognosen. Unbehandelt verläuft eine Krebserkrankung üblicherweise tödlich.

Die Behandlung erfolgt in Abhängigkeit vom Krebsstadium oder der Art der Gewebeveränderungen individuell abgestimmt, oft mit sogenannten Chemotherapeutika oder Bestrahlungstherapie beziehungsweise mittels Operationen. Mittlerweile sind viele Krebsarten sehr gut behandelbar.

Ganz selten können auch **gutartige Tumore** Beschwerden auslösen.

## Bakterielle Fehlbesiedelung

Bei der **bakteriellen Fehlbesiedelung** („small intestine bacterial overgrowth", SIBO) findet sich eine erhöhte Anzahl an Darmbakterien im Dünndarm, was zu Beschwerden wie Blähungen oder Durchfällen führen kann. Die Diagnose ist teilweise schwierig. Zumeist wird ein Atemtest, ganz ähnlich wie etwa bei einer Laktoseintoleranz, verwendet. Behandelt wird meistens mit Antibiotika.

## Chronischer Bauchwandschmerz

Geben Patientinnen Bauchschmerzen als führende Beschwerde an, so habe ich die Erfahrung gemacht, dass ein relativ unbekanntes Krankheitsbild recht häufig ist. Interessanterweise wird es auch in Lehrbüchern und Leitlinien kaum erwähnt: der **chronische Bauchwandschmerz** oder **ACNES** („abdominal cutaneous nerve entrapment syndrome"). Betroffene beklagen typischerweise einen gut lokalisierbaren Schmerz an immer der gleichen Stelle des Bauches. Dieser Schmerz ist völlig unabhängig von Nahrungsaufnahme oder Stuhlentleerung. Lageänderungen dagegen verstärken die Beschwerden oft.

In der körperlichen Untersuchung zeigt sich eine Zunahme der Schmerzen, wenn die Muskulatur der Bauchwand angespannt wird (indem etwa die gestreckten Beine angehoben werden; Abb. 5.3) – während Schmerzen, die von den Bauchorganen ausgehen, dann weniger werden. Wir Ärztinnen sprechen bei Schmerzzunahme von einem „positiven Carnett-Zeichen".

Die Schmerzen entstehen dabei durch eine Schädigung der Hautnerven, meist an recht typischen Stellen, und zwar am Seitenrand des prominentesten Bauchmuskels.

Als Therapie kann angeboten werden, die schmerzhafte Stelle während eines Ultraschalls mit Lokalanästhetikum, eventuell auch in Kombination mit Kortison, zu infiltrieren.

> Natürlich können Beschwerden im Bauch nicht nur von den Verdauungsorganen selbst, sondern auch von **Niere, Harnblase, Gebärmutter, Eierstöcken** etc. kommen. Auch diese Organe können sich entzünden oder entarten. Auch eine **Endometriose** kann Bauchbeschwerden verursachen. Hier wächst Gebärmutterschleimhaut außerhalb der Gebärmutter und kann zu Symptomen führen.

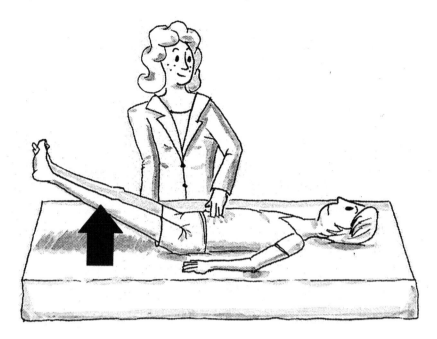

**Abb. 5.3** Test bei Verdacht auf chronischen Bauchwandschmerz

Schließlich gibt es noch einige andere Erkrankungen, die wir als betreuende Ärztinnen im Hinterkopf haben. So können etwa **Störungen des Mineralstoffhaushalts** oder des **Schilddrüsenstoffwechsels** zu Durchfall oder Verstopfung führen. Aber auch **Erkrankungen des Nervensystems** sind in manchen Fällen Ursache für diverse Magen-Darm-Beschwerden, von Schluckstörungen bis Verstopfung. Ebenso können **Veränderungen der Blutgefäße** beispielsweise zu Schmerzen führen.

> Im Rahmen der veranlassten Durchuntersuchung finden sich aber auch immer wieder Zufallsdiagnosen (wie Gallensteine), die prinzipiell Bauchschmerzen verursachen *können*, aber nicht *müssen*.

Damit kommt einer guten Zusammenarbeit zwischen Patientin und Ärztin eine große Bedeutung zu, um durch gezielte Anamnese und gegebenenfalls weitere Tests herauszufinden, ob etwa die Gallensteine tatsächlich „schuld am Geschehen" sind. In vielen Fällen ist auch ein interdisziplinäres Vorgehen sinnvoll, bei dem sich etwa Involvierte aus Chirurgie, Innerer Medizin, Physiotherapie etc. über die Patientin (mit deren Einverständnis) austauschen, um zu versuchen, das aus unterschiedlichen Blickwinkeln sinnvollste Vorgehen zu finden.

Verzwickt kann es auch werden, wenn Blutbefunde auffällig sind. „Normwerte" heißen nämlich nicht deshalb so, weil sie bei allen gesunden Menschen normal sind, sondern nur bei den meisten. Diese Referenzbereiche werden statistisch ermittelt, und der Großteil der gesunden Menschen liegt in diesem Normbereich. Das trifft allerdings nicht auf alle zu, sodass auch hier in bestimmten Fällen genauer hingeschaut werden muss.

Und nicht zuletzt kommt es auch zu Überschneidungen von Erkrankungen. So gibt es Patientinnen mit Morbus Crohn, die trotz nicht nachweisbarer Entzündungsaktivität vonseiten ihrer Grunderkrankung unter dünnem Stuhl oder Bauchschmerzen leiden. Auch können Personen mit nachgewiesener Laktoseintoleranz trotz korrekten Einhaltens einer Diät weiterhin Symptome haben. In diesen Fällen liegt zusätzlich ein Reizdarm vor.

## 5.1.2  Verschiedene Untersuchungsmethoden

Doch welche Möglichkeiten gibt es eigentlich, um Erkrankungen richtig einordnen zu können?

**Untersuchungsmethoden**

- Anamnese
- Körperliche Untersuchung
- Labor von Blut und Stuhl
- Ultraschall
- Computertomografie und Magnetresonanztomografie
- Darmspiegelung
- Magenspiegelung

Die Diagnostik selbst beginnt schon mit der **Anamneseerhebung** und wird durch eine **körperliche Untersuchung** ergänzt.

In **Laboruntersuchungen von Blut und Stuhl** können manche Diagnosen dann schon definitiv gestellt werden oder liefern uns durch Auffälligkeiten Hinweise, welche Untersuchungen noch angeschlossen werden sollten. Es könnte beispielsweise angezeigt werden, dass eine Entzündung, eine Blutarmut oder ein Eisenmangel vorliegt – die beiden Letzteren können Hinweise sein, dass Blut über den Magen-Darm-Trakt verloren wird.

Weitere Untersuchungen sind dann häufig Methoden, bei denen bestimmte Strukturen „von außen" betrachtet werden können.

Der **Ultraschall** wird dabei sehr gerne eingesetzt, da er günstig, rasch verfügbar und ungefährlich ist. Damit können etwa Gallensteine oder Veränderungen der Bauchspeicheldrüse entdeckt werden. Allerdings ist die Aussagekraft bei bestimmten Verhältnissen wie Übergewicht oder vermehrter Darmgasbildung eingeschränkt.

In diesen Fällen kommen oft, genauso wie bei gezielten anderen Fragestellungen, sogenannte **Schichtbilduntersuchungen** zum Zug. Man kann sich das so vorstellen, dass die Untersuchungsperson virtuell scheibchenweise aufgeschnitten wird und man dadurch das Gewebe noch besser beurteilen kann. Je nachdem, was man untersuchen will, wird eventuell auch noch Kontrastmittel zur besseren Beurteilung verabreicht.

Bei der Computertomografie erfolgt die Untersuchung mittels Röntgenstrahlen, die, vor allem wenn sich die Untersuchungen über das Leben summieren, zu Zellschäden führen können. Die Magnetresonanztomografie arbeitet mit einem Magnetfeld, durch das keine Langzeitschäden bekannt sind. Allerdings liegen die Patientinnen hier in einer engen Röhre (beim Computertomograf ist es ein Bogen), was für Personen mit Raumangst (Klaustrophobie) oft eine unüberwindbare Hürde ist. Außerdem gibt es einige medizinische Gründe, die gegen eine Magnetresonanztomografie sprechen (wie das Tragen bestimmter Herzschrittmacher).

Weitere häufig eingesetzte Untersuchungen sind die **Magen-** (Gastroskopie) und **Darmspiegelung** (Koloskopie). Die Geräte, mit denen dies erfolgt, sind lenkbare Schläuche mit einer Kamera und Licht vorne drauf. Dadurch können einerseits sehr gut die Schleimhäute beurteilt, andererseits aber auch gleich Gewebeproben entnommen oder kleine Schleimhautwucherungen entfernt werden.

Bei der Magenspiegelung wird das Endoskop über den Mund-Rachen-Raum in Speiseröhre, Magen und Zwölffingerdarm vorgeschoben, die dabei untersucht werden können. Daher wird korrekterweise eigentlich von einer Ösophagogastroduodenoskopie (ÖGD; Ösophagus = Speiseröhre, Gaster = Magen, Duodenum = Zwölffingerdarm) gesprochen.

Vor einer Darmspiegelung müssen Patientinnen ab dem Vortag mit speziellen Getränken abführen, damit der Dickdarm sauber ist. Dann wird das Gerät über den Anus bis zum Ende des Dickdarms oder Anfang des Dünndarms vorgeschoben. Dieser Teil des Dünndarms vor dem Dickdarm heißt Ileum – daher sprechen wir hier auch von einer Ileokoloskopie.

Üblicherweise erhalten die Patientinnen Medikamente, damit sie – gut überwacht und sicher – die Untersuchungen verschlafen.

Bei bestimmten Fragestellungen und Beschwerden können noch andere Untersuchungen zum Zug kommen – diese werden im Fall der Fälle mit Ihnen besprochen.

**Nicht empfohlen!**
Schließlich gibt es auch **Untersuchungen, die die Schulmedizin dezidiert nicht empfiehlt,** aber meiner Erfahrung nach trotz der oft recht hohen, privat zu bezahlenden Kosten häufig zur Anwendung kommen. Manchmal werden diese von Patientinnen auch selbst über entsprechende Anbieter im Internet organisiert.

Einerseits sind das sogenannte Mikrobiomanalysen, also Untersuchungen des Stuhls auf vorhandene Darmkeime, um sogenannte Dysbiosen festzustellen, das heißt ein Ungleichgewicht der gesunden Darmflora. Es gibt zwar immer mehr Hinweise, dass Veränderungen des Mikrobioms eine Rolle bei der Entstehung verschiedener Erkrankungen spielen, aber die Forschung steckt hier noch in den Kinderschuhen. Die genauen Zusammenhänge zwischen Veränderungen der Darmflora und Krankheiten sind nicht in dem Umfang bekannt, dass man aus einem Test Empfehlungen für antibiotische Therapien, Ernährungsumstellungen oder die Einnahme bestimmter Bakterienpräparate ableiten könnte. Ganz nebenbei liefern unterschiedliche Labors nicht immer die gleichen Ergebnisse. Außerdem entspricht die Zusammensetzung der Organismen im Stuhl nicht unbedingt jener an den unterschiedlichen Stellen der Darmschleimhäute.

> Ganz im Gegensatz dazu sind Stuhltests auf krankmachende Keime (wie Salmonellen, Campylobacter oder Würmer) durchaus sinnvoll, wenn eine entsprechende Beschwerdesymptomatik vorliegt.

Vermutlich liegt für die Zukunft in der Erfassung unserer Darmbakterien aber ein großes diagnostisches und therapeutisches Potenzial.

Andererseits werden Testungen auf Nahrungsmittelallergien mittels IgG nicht empfohlen. Die Abkürzung „Ig" steht für Immunglobuline oder auch Antikörper. Je nachdem, welche Art von Immunreaktion im Immunsystem abläuft, werden dabei unterschiedliche Antikörperklassen gebildet – bei Allergien üblicherweise IgE. Von Allergologen werden Allergietests, die IgG heranziehen, abgelehnt, weil es sich um keine krankhaften Prozesse, sondern um „normale Kontaktreaktionen" auf Nahrungsmittel handeln soll. Zu diesen kann es allerdings vermehrt unter anderem bei gestörter Darmdurchlässigkeit oder im Rahmen von Darmentzündungen kommen.

Wir wissen allerdings aus der Vergangenheit, dass sich Lehrmeinungen ändern können. Ich selbst arbeite nicht mit oben genannten Tests, habe aber auch Patientinnen kennengelernt, die durch Therapien, die sie aufgrund der Untersuchungen begonnen haben, subjektiv profitiert haben – wenngleich das natürlich nicht beweist, dass die Therapie selbst gewirkt hat. Dazu erfahren Sie mehr im Kapitel über den Placeboeffekt (s. Kap. 6).

Insofern kann man argumentieren: „Wer heilt, hat recht." Allerdings sollten meines Erachtens zwei Punkte dabei beachtet werden:

1. Patientinnen sollten informiert werden, dass die Tests nicht dem derzeitigen Stand der Wissenschaft entsprechen.
2. Es sollten aus den Ergebnissen keine Empfehlungen abgegeben werden, die langfristig in einer eingeschränkten Ernährung resultieren, weil dies einerseits zu Mangelernährung, andererseits zu einem gestörten Essverhalten führen kann.

Es gibt noch einige andere Untersuchungen, denen Patientinnen manchmal unterzogen werden, deren Aussagekraft aber (noch) nicht sonderlich hoch ist. Beispielsweise wird manchmal versucht, die Diagnose eines Leaky-Gut-Syndroms (also einer gestörten Darmbarriere; s. Abschn. 3.3) mittels eines Labortests, der Messung von Zonulin, zu stellen. Dieser Marker, der eigentlich aus der Zöliakieforschung kommt, ist dabei allerdings bei einigen Erkrankungen unspezifisch erhöht, sodass hierzu vermutlich noch einiges an Grundlagenforschung notwendig ist, um eine standardmäßige Anwendung zu rechtfertigen.

## 5.2    Was sind DGBI?

Bereits im ersten Kapitel habe ich erwähnt, dass man zunehmend von der Bezeichnung „funktionelle Verdauungsbeschwerden" hin zu „Störungen der Darm-Hirn-Interaktion" („disorders of gut-brain interaction", DGBI) wechselt. Um zu erfahren, was sich dahinter verbirgt, nähern wir uns dieser Frage an, indem ich Ihnen mehr über die bekannteste und prominenteste dieser Erkrankungen erzähle.

### Das Reizdarmsyndrom
Vom Reizdarmsyndrom sind ohne Frage viele Menschen betroffen. Wie viele genau, ist gar nicht so leicht zu sagen. Einer der Hauptgründe, warum das Beantworten dieser Frage sehr schwierig ist, ist folgender: Die Definition

des Reizdarmsyndroms hat sich über die Jahre und Jahrzehnte mehrfach geändert, und auch derzeit gibt es dazu in der Expertenwelt unterschiedliche Meinungen.

Da finden sich einerseits die aktuell gültigen amerikanischen Rom-IV-Kriterien der Rome Foundation. Die Rome Foundation ist eine weltweit agierende Organisation, die sich wissenschaftlich mit DGBI auseinandersetzt. Bis ins Jahr 2016, als die Rom-IV- die Rom-III-Kriterien abgelöst haben, sprach man von „funktionellen Störungen" des Magen-Darm-Trakts.

> **Rom-Kriterien**
>
> In den Rom-IV-Kriterien (Drossman et al. 2016) wird ein Reizdarmsyndrom (RDS; auch „irritable bowel syndrome", IBS) derzeit folgendermaßen definiert:
>
> - Die Beschwerden haben zumindest sechs Monate vor Diagnosestellung begonnen.
> - In den letzte drei Monaten lagen an durchschnittlich zumindest einem Tag pro Woche wiederkehrende Bauchschmerzen vor, gemeinsam mit mindestens zwei der folgenden Kriterien:
>   - Zusammenhang mit Stuhlgang
>   - Verbunden mit einer Änderung der Stuhlfrequenz
>   - Verbunden mit einer Änderung der Stuhlkonsistenz

Dann erfolgt eine weitere Klassifizierung in Subtypen, je nachdem, ob Patientinnen vor allem über weichen Stuhl beziehungsweise Durchfall, Verstopfung oder eher unspezifische Beschwerden (wie Flatulenzen oder Blähbauch) klagen.

Stehen die Bauchschmerzen nicht im Vordergrund, empfehlen die Rom-Kriterien eine andere Diagnose wie „funktionelle Diarrhoe" oder „funktionelle Verstopfung".

### Kriterien der Leitlinie zum RDS

Schaut man sich hingegen nun beispielsweise die Empfehlungen der deutschen Leitliniengruppe von 2021 an (Layer et al. 2021), so liest man Folgendes: Ein RDS liegt vor, wenn alle folgenden drei Punkte erfüllt sind:

- Es bestehen chronische, das heißt länger als drei Monate anhaltende oder rezidivierende Beschwerden (zum Beispiel Bauchschmerzen, Blähungen), die von Patient und Arzt auf den Darm bezogen werden und in der Regel mit Stuhlgangveränderungen einhergehen.

* Die Beschwerden sollen begründen, dass der Patient deswegen Hilfe sucht und/oder sich sorgt, und so stark sein, dass die Lebensqualität hierdurch relevant beeinträchtigt wird.
* Voraussetzung ist, dass keine für andere Krankheitsbilder charakteristischen Veränderungen vorliegen, die wahrscheinlich für diese Symptome verantwortlich sind.

Durch diese unterschiedlichen Definitionen wird natürlich nicht exakt dieselbe Gruppe Erkrankter erfasst. Wirklich relevant ist dieses Problem im klinischen Alltag allerdings nicht – nur für Studien muss klar definiert sein, welche Personen als krank gelten und welche nicht.

Ein anderer Aspekt ist ebenfalls bemerkenswert: Bisher haben Sie ja gelesen, dass man bei funktionellen Erkrankungen in den herkömmlichen Untersuchungen keine Ursache findet. Im experimentellen Setting und in genaueren (routinemäßig nicht durchführbaren) Tests lassen sich bei erkrankten Personen allerdings durchaus Veränderungen finden, die Gesunde nicht haben. Darüber werden Sie in diesem Kapitel noch einiges mehr erfahren!

Es ist so, dass auf körperlicher Ebene unterschiedlichste Ursachen gefunden werden können, die sich bei Patientinnen mit DGBI mit dem gleichen Hauptsymptom äußern. So können bei einer DGBI mit Durchfall als Hauptsymptom etwa krankhafte Veränderungen der Darmflora, eine zu schnelle Passage des Dünndarms, eine ungenügende Aufnahme von Gallensäuren im Dünndarm und/oder weitere Faktoren vorliegen. Da die Diagnose aber anhand des Symptoms gestellt wird (und dadurch, dass die eben genannten Ursachen in den breit durchgeführten Untersuchungen nicht sichtbar werden), wird man den betroffenen Patientinnen vermutlich sagen, dass sie an einem Reizdarmsyndrom vom Diarrhoetyp (nach den deutschen Vorgaben) oder an einer funktionellen Diarrhoe (nach Rom-IV-Kriterien) leiden.

> Es könnte gut sein, dass die Wissenschaft sich so weiterentwickelt, dass die nächsten Diagnosekriterien mehr die zugrunde liegenden Ursachen (wir Ärztinnen sprechen von der Pathophysiologie) als die Symptome in den Vordergrund rücken werden. Als Schritt in diese Richtung ist auch zu werten, dass man zunehmend von der Bezeichnung „funktionell" absieht und die genannten „Störungen der Darm-Hirn-Interaktion" bevorzugt – wobei vielleicht der Terminus „Störung der Darm-Hirn-Immunsystem-Hormonsystem-Mikrobiom-Umwelt-...-Interaktion" treffender (wenngleich auch etwas komplizierter) wäre.

In den letzten Jahren entdeckt man aber zunehmend, dass sehr unterschiedliche Symptome ähnliche Ursachen haben. So kann beispielsweise, wie bereits im Kap. 4 erwähnt, ein Eiweißstoff namens CRH ("corticotropin-releasing hormone"), der im Gehirn produziert wird und Einfluss auf die Ausschüttung des Stresshormons Kortisol hat, unter anderem folgende Wirkungen haben:

* Im Magen vermindert CRH die Entleerungsgeschwindigkeit. Dies führt bei Betroffenen beispielsweise zu Völlegefühl und Appetitlosigkeit.
* Im Dickdarm wird unter anderem die Motilität erhöht und mehr Sekret produziert, was sich als Durchfall mit erhöhter Stuhlfrequenz bemerkbar machen kann.

Es wird davon ausgegangen, dass die meisten Symptome funktioneller Magen-Darm-Beschwerden auf mehrere zugrunde liegende Ursachen im Bereich der Darm-Hirn-Hormonsystem-Immunsystem-...-Interaktion zurückzuführen sind, die sich gegenseitig beeinflussen.

> Zwischen Gehirn und Bauch bestehen Verbindungen in beide Richtungen. Unterschiedliche Einflussfaktoren wie Emotionen, Gedanken, Vorerfahrungen oder Reize aus der Außenwelt können Auswirkungen auf die Geschwindigkeit von Magen- und Darmbewegungen, das Immunsystem, die Wahrnehmung von Darmfunktionen etc. haben.

Man weiß, dass es bei DGBI zu starken Überschneidungen kommt. So haben viele Reizdarmpatientinnen auch Symptome eines Reizmagens. Es ist Thema der Forschung, ob die Pathophysiologie dahinter oftmals eine ähnliche ist. Häufig leiden betroffene Patientinnen auch unter weiteren Erkrankungen beziehungsweise Symptomen, bei denen in vielen Untersuchungen keine Ursache gefunden wird, wie etwa

* Fibromyalgie (einer Erkrankung mit chronischen Schmerzen in mehreren Körperregionen),
* chronischer Erschöpfung,
* Schlafstörungen,
* Schwindel,
* Kopfschmerzen.

# 5.2.1  Weitere mögliche Begleiterkrankungen

**Psychische Beeinträchtigungen**
DGBI treten gehäuft gemeinsam mit psychischen Erkrankungen auf.
So soll sich etwa laut Studien bei rund einem Drittel der Betroffenen mit Reizdarm eine Panikstörung finden. Auch umgekehrt ist die Wahrscheinlichkeit, an einem Reizdarmsyndrom zu leiden, doppelt so hoch bei Patientinnen mit Panikstörung.
Es besteht ein Zusammenhang zwischen DGBI sowie Depressionen und Angsterkrankungen. Auch erlitten Patientinnen mit einer DGBI in der Vergangenheit statistisch öfter Traumata beziehungsweise waren eher Opfer von Missbrauch in Kindheit oder Jugend.

> Die Ursachen für diese Zusammenhänge dürften unter anderem in einer **Funktionsstörung beim Umgang mit Stress** liegen, die sowohl hormonell als auch durch das unwillkürliche Nervensystem begründet sein kann. Oft wurden durch zurückliegende Erfahrungen suboptimale Strategien zum Umgang mit Schwierigkeiten und Konflikten erlernt.

Auch Traumatisierungen im Erwachsenenalter können zu Beschwerden führen. Es ist bekannt, dass Veteraninnen der US-Navy, die im Golfkrieg im Einsatz waren, häufiger an Reizdarmbeschwerden oder chronischer Erschöpfung leiden als dort nicht aktive Kameradinnen.

**Begleiterscheinung Essstörungen**
Relevant sind auch Zusammenhänge zwischen Essstörungen und funktionellen Magen-Darm-Erkrankungen. Diese werden von sehr vielen Patientinnen mit einer Bulimia nervosa („Ess-Brech-Sucht") oder Anorexia nervosa („Magersucht") angegeben. So kommt es meiner Erfahrung nach beispielsweise bei fast jeder stark anorektischen Patientin vor, dass im Rahmen der Therapie mit Zunahme der Ernährungsmenge auch das Gefühl eines Blähbauches auftritt oder stärker wird. Auch eine Verlangsamung der Magenentleerung mit Völlegefühl, schneller Sättigung etc. ist oft zu beobachten. Ebenso treten gegebenenfalls Durchfälle, Verstopfung oder (bei Patientinnen mit selbst herbeigeführtem Erbrechen) Sodbrennen oder Schluckstörungen auf. Dabei können manche Symptome auch noch bestehen bleiben, wenn die Essstörung schon überwunden ist. Andererseits berichten Patientinnen mit einer seit Jahren nicht mehr aktiven Anorexia

oder Bulimia nervosa zum Beispiel durch Häufung psychosozialer Belastung immer wieder über neu auftretende funktionelle Beschwerden.

Umgekehrt kann die Wahrnehmung, bestimmte Lebensmittel nicht zu vertragen und dadurch den Speiseplan sehr einzuschränken, auch zur Entwicklung eines gestörten Essverhaltens führen.

## Schmerzempfindlichkeit und Neurosen

Chronischer Stress, also die Antwort von Organismus und Psyche auf überfordernde Umstände, über die man scheinbar keine Kontrolle hat, lässt Betroffene schlechter mit Beschwerden wie Schmerzen umgehen als Individuen, denen es gut geht. Natürlich beeinflusst auch Stress in Akutsituationen unsere Verdauung.

Auch Persönlichkeitseigenschaften wie Hypochondrie (über das normale Maß hinausgehende Angst vor Erkrankungen) oder Neurotizismus (Neigung zu Ängstlichkeit, Reizbarkeit, Traurigkeit, Unsicherheit) können Beschwerden einer DGBI verstärken beziehungsweise die Wahrscheinlichkeit erhöhen, an dieser (etwa nach einem Magen-Darm-Infekt) zu erkranken.

> Die meisten DGBI treten häufiger bei Frauen als bei Männern auf. Weil das Reizdarmsyndrom unter anderem häufiger bei gebärfähigen Frauen auftritt, wird eine wesentliche hormonelle Komponente dahinter vermutet. Der Unterschied zwischen Männern und Frauen ist allerdings in der westlichen Welt größer. Die Prägung der Geschlechterrollen, soziale Unterstützung und andere Faktoren dürften daher ebenfalls hierzu beitragen.

## Einfluss auf die Fruchtbarkeit

Zur Fruchtbarkeit gibt es kaum Daten. Es ist anzunehmen, dass es beispielsweise beim Reizdarmsyndrom keine klar erkennbaren Ursachen (wie unbewegliche Spermien beim Mann oder verschlossene Eileiter bei der Frau) gibt. Trotzdem liegen Daten vor, dass Betroffene seltener Kinder bekommen als Gesunde. Die Gründe dafür sind nicht wirklich klar – es könnte durchaus sein, dass sich Erkrankte aufgrund ihrer eingeschränkten Lebensqualität bewusst gegen Nachwuchs entscheiden.

## Die Gene

Generell treten DGBI familiär gehäuft auf. So ist etwa beim Reizdarmsyndrom eine genetische Veranlagung bekannt. Aufgrund von Zwillingsstudien nimmt man allerdings an, dass der Einfluss der Gene geringer ist als der durch das soziale Lernen. Das Beobachten, wie wichtige Bezugspersonen in der Kindheit, aber auch im Erwachsenenalter mit Gesundheit und Krankheit umgehen beziehungsweise umgegangen sind, prägen uns erheblich. Beobachtungslernen hat Einfluss darauf, wie wir Wahrnehmungen aus dem Körper interpretieren (und ob wir es überhaupt als Symptom sehen) und wie wir uns als Kranke verhalten. Vom Krankheitsverhalten wiederum hängt bei Erkrankungen allgemein, bei funktionellen Erkrankungen aber im Besonderen sehr stark die Lebensqualität ab! Weitere Einflussfaktoren sind die Entwicklung eines Vermeidungsverhaltens beziehungsweise einer Hypervigilanz (das heißt eine erhöhte Wachsamkeit, die zu der Gewohnheit führt, immer stärker in uns hineinzuhorchen und den Beschwerden mehr Aufmerksamkeit zu schenken).

DGBI können in jedem Alter, auch im Kindesalter, auftreten und sind in Bevölkerungsschichten mit geringerem Einkommen häufiger. Die meisten DGBI werden glücklicherweise mit zunehmendem Alter seltener.

Im Allgemeinen haben DGBI keinen Einfluss auf die Lebenserwartung.

Um die Diagnose einer DGBI stellen zu können, müssen die Beschwerden definitionsgemäß in den letzten drei Monaten vorhanden gewesen sein und seit mindestens sechs Monaten bestehen.

Da Sie als eventuell Betroffene ja (noch) nicht wissen, was die Ursachen Ihrer Beschwerden sein können, sondern nur mehr oder weniger häufig mit Ihren Symptomen konfrontiert sind, möchte ich Ihnen nun schrittweise anhand unterschiedlicher Beschwerden mehr Hintergrundinformationen zu verschiedenen, recht häufigen Störungen der Darm-Hirn-Interaktion vorstellen.

Der Übersichtlichkeit halber folgen wir dem Weg des Goudabrotes und arbeiten uns von oben nach unten vor.

## 5.3  Speiseröhre

### 5.3.1  Sodbrennen

Bei Sodbrennen handelt es sich um brennende Schmerzen hinter dem Brustbein, oft von der Magengegend aufsteigend und bis in den Halsbereich ausstrahlend. Die Beschwerden sind sehr häufig. Etwa ein Drittel der Menschen klagen innerhalb eines Jahres über entsprechende Beschwerden. Diese beeinträchtigen die Lebensqualität der Betroffenen teils massiv.

Diese bestehen oft im Liegen oder nach dem Verzehr von süßen oder fetten Speisen.

**Auswahl an möglichen sinnvollen Untersuchungen**

* Gastroskopie (Ausschluss einer Refluxösophagitis [s. Abschn. 5.1])
* Spezialuntersuchungen wie 24-Stunden-pH-Metrie, Impedanzmessung oder Ösophagusmanometrie (um herauszufinden, ob Reflux aus dem Magen vorliegt, wie dieser Reflux beschaffen ist, ob der Reflux die Beschwerden auslöst, ob der untere Schließmuskel der Speiseröhre gut schließt)
* Ergometrie, Myokardszintigrafie, Koronar-Computertomografie (Ausschluss einer Durchblutungsstörung des Herzens)

**Pathophysiologie: Was kann dahinterstecken?**
Zu einem leichten Reflux, also einem gelegentlichen Zurückfließen von aggressiver Magensäure in die Speiseröhre, kann es auch bei Gesunden kommen. Sodbrennen kann vermehrt auftreten, wenn im Magen mehr Säure gebildet wird oder die „Abdichtung" des unteren Speiseröhrenmuskels nicht gut funktioniert (wie es auch durch vermehrten Druck im Bauch der Fall ist, zum Beispiel bei Übergewicht, Schwangerschaft oder Trainieren von Sit-ups). Dadurch kann die Schleimhaut der Speiseröhre gereizt werden. Diese ist völlig anders beschaffen als die Schleimhaut im Magen und daher wesentlich empfindlicher. Es kann zu Entzündungen mit allen möglichen Folgeerscheinungen kommen, die eventuell regelmäßig kontrolliert werden müssen. Man spricht dann von einer Refluxösophagitis, die üblicherweise mit einem „Magenschutz" – einem Protonenpumpenhemmer (s. Abschn. 7.5) – therapiert wird. Dieser unterdrückt teilweise die Magensäurebildung. Außerdem werden Betroffene über einige Lebensstilmaßnahmen aufgeklärt, beispielsweise

* bei Übergewicht eine Gewichtsnormalisierung anzustreben,
* späte Mahlzeiten abends zu vermeiden,
* bestimmte Nahrungsmittel zu vermeiden, die Sodbrennen verstärken können: sehr Fettes, Süßes, Kaffee, Alkohol,
* mit erhöhtem Oberkörper zu schlafen, sich generell nach dem Essen nicht hinzulegen,
* Rauchen zu vermeiden.

Der Reflux des sauren Mageninhalts kann auch Beschwerden abseits von Sodbrennen verursachen wie Heiserkeit, chronischen Husten, Asthmabeschwerden oder Zahndefekte.

Etwa 70 % der Patientinnen mit Sodbrennen haben aber keine nachweisbaren Veränderungen an der Schleimhaut der Speiseröhre, das heißt, die Magenspiegelung ist unauffällig.

Mithilfe von Spezialuntersuchungen (pH-Metrie beziehungsweise Impedanzmessung) kann dann weiter unterschieden werden, ob trotzdem ein Reflux vorliegt („saurer Reflux" = Magensäure; „nicht-saurer Reflux" = galliger Inhalt oder Sekret aus dem Zwölffingerdarm). Während der Messung über 24 h führen die Patientinnen ein Beschwerdetagebuch.

---

**Typen von Refluxerkrankten**

- Typ A: Personen, bei denen vermehrt Reflux gemessen werden kann und deren Beschwerden in Zusammenhang zu diesem Reflux stehen. Üblicherweise spricht diese Gruppe gut auf eine Therapie mit einem Protonenpumpenhemmer an.
- Typ B: Personen, bei denen kein krankhafter Reflux nachgewiesen werden kann. Die herkömmlichen, leichten und auch bei Gesunden nachweisbaren Refluxepisoden korrelieren aber mit den Symptomen. Hierbei handelt es sich um eine funktionelle Erkrankung, und zwar den **hypersensitiven Ösophagus**. Manchmal kann auch hier eine Therapie mit einem Protonenpumpenhemmer helfen.
- Typ C: Personen, die unter Beschwerden leiden, die in keinem Zusammenhang zum Reflux stehen. Diese DGBI nennen wir **funktionelles Sodbrennen**. Protonenpumpenhemmer bewirken keine Verbesserung.

---

Funktionelle Störungen können zum Teil auf eine viszerale Hypersensitivität zurückzuführen sein.

Ähnlich wie beim Leaky-Gut-Syndrom des Darms (s. auch Abschn. 3.3) kann es zu undichten Stellen in der Schleimhautbarriere kommen – man fand hier in Untersuchungen teilweise größere Abstände zwischen den Schleimhautzellen als in Präparaten von Gesunden. Reflux könnte hier zur Aktivierung von tiefer liegenden Schmerzrezeptoren und Entzündungsreaktionen führen. Auch wird die Anzahl an Rezeptoren zur Wahrnehmung von Säure „hochgefahren". Ebenso sind die Rezeptoren, die etwa auf normale Dehnung reagieren, teilweise leichter erregbar als bei Gesunden (bei denen Dehnreize unbewusst verarbeitet werden) und führen zu Schmerzen.

Außerdem kann eine zentrale Hypersensitivität vorliegen. Dazu erfahren Sie in Abschn. 5.5.4 mehr!

Generell liegt ein starker Zusammenhang zwischen akutem Stress und der Wahrnehmung von Sodbrennen auch bei Personen vor, die sichtbare Säureschäden an der Speiseröhre haben. Allgemein verstärken negative Emotionen und Stress die Symptome.

Dabei kann Stress nicht nur zu zentralen Veränderungen der Schmerzverarbeitung beitragen, sondern unter anderem auch bewirken, dass Mastzellen (eine bestimmte Art von Entzündungszellen) in der Schleimhaut Botenstoffe ausschütten, die zu einer vermehrten Schmerzwahrnehmung führen.

### Behandlungsmöglichkeiten

Patientinnen mit hypersensitivem Ösophagus können teilweise auf eine Therapie mit einem Präparat ansprechen, das die Magensäurebildung hemmt – die bereits erwähnten **Protonenpumpenhemmer** (s. auch Abschn. 7.5). Eingesetzte Wirkstoffe heißen etwa Pantoprazol, Omeprazol oder Lansoprazol. Diese sollten 30 min vor einer Mahlzeit eingenommen werden.

Man geht davon aus, dass die (vorübergehende) Säureblockade zu einer Erholung der Schleimhaut mit Wiederherstellung der Tight Junctions (s. Abschn. 3.3) führt.

Wie bei jedem Medikament sollte in regelmäßigen Abständen geprüft werden, ob eine Einnahme noch sinnvoll und notwendig ist.

Gelegentlich auftretende Refluxepisoden können oft mit **Antazida** (s. Abschn. 7.5), die die Magensäure abpuffern, abgefangen werden. Auch sogenannte **Alginate**, die einen gelartigen Schutzfilm bilden, haben ihre Berechtigung und sind oft gut wirksam.

„Antireflux-Operationen" wie eine Fundoplikatio, bei der der untere Speiseröhrenschließmuskel „enger gestellt" wird, kommen bei DGBI üblicherweise nicht zur Anwendung.

Eine **Aufklärung** über die Entstehung der Beschwerden und die Ungefährlichkeit der Erkrankung bei hypersensitivem Ösophagus und funktionellem Sodbrennen hat meines Erachtens schon einen therapeutischen Charakter.

In weiterer Folge können als Schmerzmodulatoren (s. Abschn. 7.5) auch **Antidepressiva** wie Amitriptylin oder Citalopram angewendet werden.

Als nicht-medikamentöser Therapien stehen **Akupunktur, Biofeedback** (s. Abschn. 7.4.2), **kognitive Verhaltenstherapie** oder **Hypnose** (s. Abschn. 7.4.3) zur Verfügung.

## 5.3.2 Brustschmerzen

Dies sind hinter dem Brustbein verspürte Schmerzen oder Unbehagen ohne Vorhandensein von Sodbrennen oder Schluckstörungen. Bei funktionellen Brustschmerzen finden sich unter anderem keine Hinweise auf Durchblutungsstörungen des Herzens oder Erkrankungen der Speiseröhre.

Oft wird auch vom nicht-kardialen Brustschmerz („non-cardiac chest pain") gesprochen, also einem nicht durch Herzbeschwerden bedingten Thoraxschmerz, den Betroffene oftmals als ähnlich schmerzhaft und lebensbedrohlich erleben wie Durchblutungsstörungen des Herzens, die bis zu einem Herzinfarkt führen können.

Diese funktionellen Beschwerden sind oft muskuloskelettal bedingt („Verspannungen"), die Ursachen lassen sich aber teilweise auch durch Veränderungen erklären, die die Speiseröhre betreffen.

**Auswahl an möglichen sinnvollen Untersuchungen**

* Gastroskopie (Ausschluss von Refluxösophagitis [s. Abschn. 5.1], Krebs …)
* 24-Stunden-pH-Metrie und Impedanzmessung (Frage: Reflux?)
* Ösophagusmanometrie (Fragen: Störung der Speiseröhrenbewegungen? Spasmen, also Krämpfe der Speiseröhrenmuskulatur? …)
* Elektrokardiogramm (EKG), Herzultraschall, Ergometrie, Myokardszintigrafie, Koronar-Computertomografie (Ausschluss von Durchblutungsstörungen des Herzens, Herzmuskelentzündung …)
* Blutuntersuchung (Fragen: Blutarmut? Entzündung? Hinweise für Durchblutungsstörungen …)
* Lungenröntgen (Ausschluss von Krebs, Entzündungen …)
* Röntgenuntersuchung der Wirbelsäule (Fragen: Wirbelkörperbrüche? Abnutzungen? …)

**Pathophysiologie: Was kann dahinterstecken?**
Die Ursachen, die die Speiseröhre betreffen und einen nicht-kardialen Thoraxschmerz auslösen können, entsprechen weitestgehend jenen des funktionellen Sodbrennens (s. Abschn. 5.3.1).

So kann eine Hypersensitivität der Speiseröhre zum Beispiel auf Dehnungsreize primär bedingt sein durch Gewebsverletzungen, Krämpfe oder Entzündungen; diese bleibt teilweise bestehen, auch wenn die Ursache längst behoben ist. So konnte in Untersuchungen gezeigt werden, dass betroffene Patientinnen bei Dehnung der Speiseröhre durch einen aufblasbaren Ballon wesentlich früher Schmerzen spüren als die Kontrollgruppe.

Teilweise findet man auch leicht veränderte Bewegungsmuster der Speiseröhrenmuskulatur von Betroffenen. Bisher ist allerdings unklar, ob dies die Ursache von Beschwerden ist oder nur ein Begleitphänomen.

Vermutlich liegen auch Veränderungen im unbewussten Nervensystem mit einer Verminderung der parasympathischen Aktivität vor, also dem Nervus vagus, der auch antientzündliche und schmerzmodulierende Eigenschaften hat.

Depressionen, Angsterkrankungen und Panikstörungen treten beim nicht-kardialen Brustschmerz häufiger auf als in der Normalbevölkerung. Doch auch Personen mit Durchblutungsstörungen des Herzens leiden häufiger unter psychischen Erkrankungen als der Durchschnitt.

Interessant ist der Nachweis, dass eine Hyperventilation (also ein „Überatmen", wie es bei Panikattacken vorkommt) nicht nur Brustschmerzen verursachen kann, sondern auch Verkrampfungen der Muskulatur und Motilitätsstörungen sowie Krämpfe der Speiseröhrenmuskulatur.

### Behandlungsmöglichkeiten

Die Betreuung von Patientinnen mit Brustschmerzen ist herausfordernd, weil Betroffene verständlicherweise oft Angst vor einer womöglich lebensgefährlichen Erkrankung haben und daher einen hohen Leidensdruck verspüren.

Insofern sollte die Begleitung von Betroffenen, die unter immer wiederkehrenden Symptomen leiden, therapeutisch so gestaltet sein, dass sich Patientinnen verstanden und ernst genommen fühlen und im Laufe der Zeit – so der Plan – eine gewisse Sicherheit wiedergewinnen, dass bei ihnen keine gefährliche Erkrankung vorliegt.

Aus Zeiten, als für die Diagnostik noch weniger Apparate zur Verfügung standen und die Ärzteschaft wesentlich stärker auf Beobachtungen angewiesen war, ist bekannt, dass Brustschmerzen je nach zugrunde liegender Ursache von Betroffenen anders gezeigt werden. Erkrankungen, die (wie sich später herausstellte) durch bedrohliche Durchblutungsstörungen des Herzens (wie einen Herzinfarkt) ausgelöst worden waren, wurden von Patientinnen eher angezeigt, indem sie sich mit der Faust oder der flachen Hand auf die Herzgegend klopften. Bei Brustschmerzen, die durch muskuläre Verspannung oder Nervenschmerzen bedingt waren, erfolgte die Geste eher mit den Fingerspitzen.

Dieser positive Vorhersagewert konnte bereits in den 1990er-Jahren in einer im *British Medical Journal* publizierten Studie bestätigt werden.

Dies ist wirklich spannend, da Menschen auch mit durch Verspannungen verursachten Brustschmerzen oft sehr verunsichert sind und große Angst um ihr Leben haben. Auf einer unbewussten Ebene ist aber anscheinend vielen Menschen die (harmlose) Herkunft der Symptome klar.

Daher ist es hilfreich für Ärztinnen, sich die Beschwerden genau schildern und zeigen zu lassen, um dann recht zielgerichtet notwendige Untersuchungen zu veranlassen.

Liegt als zugrunde liegende Ursache vermutlich eine funktionelle Störung der Speiseröhre vor, so können unterschiedliche Arten von **Antidepressiva** (s. Abschn. 7.5) als Neuro- beziehungsweise Schmerzmodulatoren zur Anwendung kommen, zum Beispiel **Amitriptylin, Sertralin, Venlafaxin**.

Vor allem dann, wenn neben den Brustschmerzen auch Symptome wie Ängste oder Panikattacken bestehen, haben Verfahren wie **Biofeedback** (s. Abschn. 7.4.2), **Verhaltenstherapie** oder **Hypnose** (s. Abschn. 7.4.3) einen hohen Stellenwert.

## 5.3.3 Schluckstörungen

Prinzipiell lassen sich Schluckstörungen in zwei Gruppen einteilen: Zur ersten Gruppe gehören Schluckstörungen, die Mund und Rachen betreffen und sich durch Schmerzen am Beginn des Schluckakts sowie durch immer wieder auftretendes Verschlucken beziehungsweise Aspiration (also durch den Umstand, dass Nahrung in die Luftröhre gelangt) äußern. Diese Form der Schluckstörungen tritt in erster Linie durch neurologische Probleme auf (etwa nach einem Schlaganfall) oder ist ein Fall für Hals-Nasen-Ohren-Ärztinnen.

Die zweite Gruppe von Schluckstörungen betrifft die Speiseröhre – und auf diese beschränken wir uns hier. Diese können etwa im Rahmen von Entzündungen oder Tumoren auftreten.

Unter einer funktionellen Dysphagie (Schluckstörung) versteht man laut Rom-Kriterien das Gefühl, Flüssiges oder Festes nicht richtig schlucken zu können, beziehungsweise das Gefühl, dass Nahrung „hängen bleibt". Entzündungen der Speiseröhre, Strukturveränderungen (wie Tumore oder Divertikel, also Ausstülpungen der Speiseröhrenwand) müssen dabei ebenso wie massive Störungen der Speiseröhrenmotilität ausgeschlossen werden.

In weiterer Folge möchte ich lediglich kurz auf die funktionelle Dysphagie eingehen.

Diagnostik und Therapie erfolgen überwiegend bei Spezialistinnen.

**Auswahl an möglichen sinnvollen Untersuchungen**

* Blutuntersuchung (Fragen: Blutarmut? Entzündung?)
* Röntgen wie Ösophagografie/„Ösophagusbreischluck" (Ausschluss einer Engstelle der Speiseröhre, von Divertikeln [s. Abschn. 5.1], Beurteilung der Motilität [s. Abschn. 3.1])
* Gastroskopie (Ausschluss von Refluxösophagitis, eosinophiler Ösophagitis, Divertikeln)
* 24-Stunden-pH-Metrie und Impedanzmessung (Frage: Reflux?)
* Ösophagusmanometrie (Frage: Bewegungsstörung der Speiseröhre?)

**Pathophysiologie: Was kann dahinterstecken?**
Die genauen Mechanismen, die hinter diesem Phänomen stecken, sind noch nicht ganz verstanden.

Vermutlich liegt auch hier eine Hypersensitivität der Speiseröhre (s. Abschn. 5.3.1 und Abschn. 5.5.4) vor. Experimentell konnte nachgewiesen werden, dass Dehnungsreize (durch Aufblasen eines Ballons im Ösophagus) zu einer Dysfunktion der Speiseröhrenbewegungen führen können. Ebenso kann ein Ansäuern der Speiseröhre bei betroffenen Patientinnen Schluckstörungen provozieren.

Spannend ist der Umstand, dass es bei Menschen, die in Experimenten akutem Stress ausgesetzt sind (wie sehr schweren Denkaufgaben oder unangenehmen Geräuschen), ebenfalls zu Veränderungen der Speiseröhrenmotilität kommt.

**Behandlungsmöglichkeiten**
Bei vielen Patientinnen kommt es über die Zeit von selbst zu einer Verbesserung der Beschwerden.

Recht einfache Tipps können zu einer Erleichterung der Symptome führen, beispielsweise

* Essen und Trinken in aufrechter Position (nicht etwa „lümmelnd" vor dem Fernseher),
* gutes Kauen von Speisen,
* Vermeidung auslösender Faktoren (wie bestimmte Nahrungsmittel),
* eventuell nach Bissen „nachzutrinken".

Ein Versuch mit **Protonenpumpenhemmern** (s. Abschn. 7.5) kann unternommen werden.

Weiterhin kommen Antidepressiva wie **Amitriptylin** als Neuromodulatoren zur Anwendung.

### 5.3.4  Globusgefühl („Mir steckt da was im Hals")

Darunter versteht man das permanente oder immer wiederkehrende Gefühl,
dass ein Kloß oder Fremdkörper im Hals steckt, ohne dass dies tatsächlich
der Fall ist.

Laut den Rom-Kriterien liegt dabei keine Schluckstörung vor;
außerdem müssen strukturelle Erkrankungen ausgeschlossen werden
(Abb. 5.4).

**Auswahl an möglichen sinnvollen Untersuchungen**

* Hals-Nasen-Ohren-ärztliche Vorstellung, eventuell mit Spiegelung des
  Rachens (Ausschluss von Entzündungen, Tumor)
* Blutuntersuchung (Hinweise für Blutarmut, Entzündung)
* Ultraschall der Schilddrüse (Ausschluss von Struma/„Kropf", also
  einer vergrößerten Schilddrüse)
* Gastroskopie (Ausschluss von Reflux [s. Abschn. 5.1] oder „ektoper"
  Magenschleimhaut am Beginn der Speiseröhre, also von Schleimhaut, die

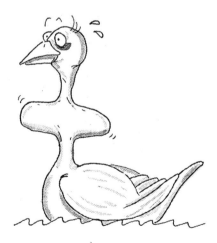

"Schatz? Wo ist denn das Brot, mit dem wir die Schwäne füttern wollten?"

**Abb. 5.4**  Beispiel für Globusgefühl (mit bekannter Ursache) bei Wasservögeln

Magensäure produzieren und daher in der Speiseröhre Beschwerden verursachen kann)

* Ösophagusmanometrie (Frage: Bewegungsstörung der Speiseröhre?)

**Pathophysiologie: Was kann dahinterstecken?**

Eine Dehnung der Speiseröhrenwand bewirkt eine stärkere Anspannung des oberen Speiseröhrenschließmuskels. Patientinnen mit funktionellen Globusbeschwerden reagieren auf Speiseröhrendehnung mittels Ballon mit gleicher Anspannung des Muskels wie eine gesunde Kontrollgruppe. Allerdings wird ein Globusgefühl bereits bei deutlich geringerem Volumen des aufblasbaren Ballons gespürt als bei Gesunden.

Man geht daher davon aus, dass eine ösophageale Hypersensitivität eine große Rolle hinsichtlich der Herkunft der Beschwerden spielt (s. Abschn. 5.3.1 und Abschn. 5.5.4).

Bekannt ist, dass Globusgefühl durch Stress getriggert werden kann. 96 % der Betroffenen geben an, dass sich die Beschwerden durch starke Emotionen verstärken.

**Behandlungsmöglichkeiten**

Nach entsprechender Diagnostik und Diagnosestellung ist die **Aufklärung** über die gute Prognose der Erkrankung sehr wichtig. Fast die Hälfte der Patientinnen berichtet über eine spontane Verbesserung ohne Therapie.

Zu Antidepressiva (s. Abschn. 7.5), die ansonsten bei vielen funktionellen Störungen erfolgreich als Neuromodulatoren eingesetzt werden, gibt es bei dieser Erkrankung nur sehr wenige Daten.

Als sehr sinnvoll können sich **logopädische Übungen** erweisen. Logopädinnen sind Therapeutinnen unter anderem für Sprach-/Sprech-/Stimmstörungen sowie Problemen beim Schlucken. Auch diverse **Entspannungstechniken** bis hin zu **Hypnose** (s. Abschn. 7.4.3) sind sinnvoll.

## 5.3.5 Luftaufstoßen/Rülpsen

Rülpsen ist das geräuschvolle Entweichen von Luft aus der Speiseröhre oder dem Magen über Rachen und Mund. Es tritt auch häufig bei Gesunden auf und hat nur Krankheitswert, wenn es aufgrund der Beschwerdestärke/-häufigkeit von Betroffenen als quälend erlebt wird.

Prinzipiell kann unterschieden werden zwischen aufgestoßener Luft aus der Speiseröhre und solcher aus dem Magen. Patientinnen, die häufig, oft viele Male in der Minute, Luft aufstoßen müssen (und dadurch im Soziallebe teils massiv eingeschränkt sein können), leiden zumeist unter Ersterem. Diese Form verschwindet im Allgemeinen beim Schlafen, beim Reden oder bei Ablenkung und wird durch Nervosität oder Stress verstärkt.

**Auswahl an möglichen sinnvollen Untersuchungen**

* Blutuntersuchung (Fragen: Blutarmut? Entzündung?)
* Gastroskopie (Ausschluss von Tumoren, Entzündungen [s. Abschn. 5.1])
* High-Resolution-Manometrie (HRM): Damit kann unter anderem unterschieden werden, um welche Form der Störung es sich handelt, das heißt, ob die entweichende Luft aus dem Magen oder der Speiseröhre kommt.

**Pathophysiologie: Was kann dahinterstecken?**
Luftaufstoßen oder Rülpsen ist an und für sich eine sinnvolle Fähigkeit des Körpers, um Luft wieder loszuwerden, die beispielsweise geschluckt wurde. Auch Kohlensäure aus Getränken kann die Luftmenge in den Verdauungsorganen erhöhen.

Wird der Magen durch die Luft gedehnt, kommt es zur Entspannung des unteren Speiseröhrenschließmuskels und die Luft kann in die Speiseröhre entweichen. In weiterer Folge entspannt der obere Schließmuskel – und die Luft gelangt nach außen.

Bei den oben genannten Betroffenen, die davon gequält werden, dass sie sehr häufig rülpsen müssen, kommt (wie schon erwähnt) die Luft zumeist aus der Speiseröhre. Daher ist der untere Schließmuskel, der verhindert, dass Magensäure in die Speiseröhre zurückrinnt, nicht in den Vorgang involviert.

Man geht davon aus, dass Menschen mit diesen Beschwerden mehr Luft „schlucken" (obwohl das ein etwas verwirrender Ausdruck in diesem Zusammenhang ist, da die Luft eigentlich nie in den Magen gelangt) beziehungsweise dass durch eine Abwärtsbewegung des Zwerchfells (wie beim tiefen Einatmen) durch den entstehenden Unterdruck im Brustbereich Luft in die Speiseröhre gerät, die dann wieder „freigelassen" wird.

**Behandlungsmöglichkeiten**
Generell ist die Datenlage zur Behandlung des wiederkehrenden Luftaufstoßens sehr begrenzt.

Für viele Betroffene ist die Tatsache, dass es sich zumeist um ein erlerntes Verhalten handelt, schwierig anzunehmen, da sie ja nicht in der Lage sind, das Rülpsen mit Willensanstrengung zu unterbinden. Im Gegenteil werden die Beschwerden oft sogar schlimmer, wenn bewusst der Fokus auf das

Aufstoßen gelegt wird. Was die Argumentation in Richtung „Rülpsen als Angewohnheit" unterstützt, ist die Tatsache, dass es viele Menschen gibt, die die Fähigkeit besitzen, dies „auf Befehl" zu tun. Vor allem unter Kindern und Heranwachsenden wird dies ja oft als großer Spaß gesehen.

Daher ist eine sehr vielversprechende Therapieform entsprechendes Training mit erfahrenen **Logopädinnen**, um beispielsweise ein gesünderes Schluckmuster zu erlernen. Auch das Erlernen und regelmäßige Anwenden von **Zwerchfellatmung** (s. Kap. 8, „Übung 4") macht Sinn. Ganz allgemein ist das Erlernen von **Entspannungstechniken** (s. Abschn. 7.4.3) oft wirksam.

Treten die Beschwerden gemeinsam mit dyspeptischen Beschwerden auf, so sollten auch diese behandelt werden (s. Abschn. 5.4.1).

**Verhaltensmaßnahmen** wie das Meiden von Kaugummikauen und kohlensäurehaltigen Getränken, langsames und achtsames Essen sowie das Schlucken nur kleiner Nahrungsmengen können probiert werden.

Sogenannte „entschäumende" Medikamente (s. Abschn. 7.5) wie **Simeticon** können Menschen helfen, wenn sich Gas im Magen ansammelt.

Außerdem kommt bei dieser Indikation immer wieder **Baclofen** erfolgreich zur Anwendung. Dies ist ein Medikament, das zentral (also vom Gehirn aus) zu einer Muskelentspannung führt. Es dürfte auf die Bewegung sowohl der Speiseröhre als auch der Speiseröhrenschließmuskeln einwirken.

## 5.4 Magen

### 5.4.1 Mittige Oberbauchschmerzen, Völlegefühl oder schnelles Sättigungsgefühl (Dyspepsie)

Unter dem Symptomenkomplex der Dyspepsie werden folgende Beschwerden zusammengefasst:

* Anhaltendes, belastendes Völlegefühl nach Nahrungsaufnahme und/oder rasche Sättigung, die es unmöglich macht, eine normale Portionsgröße zu essen
* Epigastrische Schmerzen und/oder epigastrisches Brennen

Das „Epigastrium" ist der mittlere Oberbauch, also jener Bereich, den man unterhalb des Brustbeins spürt (Abb. 5.5).

Dyspeptische Beschwerden sind sehr häufig, etwa 20 % der Bevölkerung sind jährlich davon betroffen. Bei mehr als 70 % der Menschen, die deswegen ärztlichen Rat einholen, wird keine organische/strukturelle Ursache

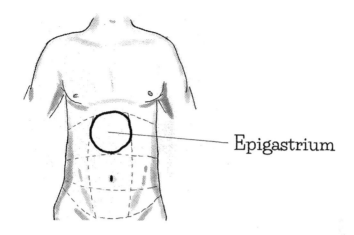

**Abb. 5.5** Das Epigastrium

gefunden. Dies wird dann „funktionelle Dyspepsie" genannt. Oft wird auch von einem Reizmagen gesprochen.

Dyspeptische Beschwerden treten häufig gemeinsam mit Sodbrennen oder auch Reizdarmbeschwerden auf.

**Auswahl an möglichen sinnvollen Untersuchungen**

- Blutuntersuchungen (Fragen: Blutarmut? Entzündung?)
- Stuhluntersuchung auf Helicobacter-pylori-Befall (s. Abschn. 5.1)
- Ultraschall des Oberbauches (Ausschluss von Gallensteinen, Erkrankungen der Bauchspeicheldrüse)
- Gastroskopie (Ausschluss von Gastritis, Tumor …)

Weitere Untersuchungen wie eine Szintigrafie zur Beurteilung der Magenentleerungsgeschwindigkeit oder die Magnetresonanztomografie zur Untersuchung der Blutgefäße von Magen oder Zwölffingerdarm sind nur bei entsprechenden Vermutungen oder Hinweisen aus der Anamnese angezeigt.

**Pathophysiologie: Was kann dahinterstecken?**
Dyspeptischen Beschwerden dürften sehr viele unterschiedliche Veränderungen zugrunde liegen.

Bei Gesunden kommt es nach Nahrungsaufnahme (über einen durch den Nervus vagus vermittelten Reflex) zu einer Entspannung des oberen Teils des Magens, also des Fundus (Abb. 5.6), damit der Druck im Magen

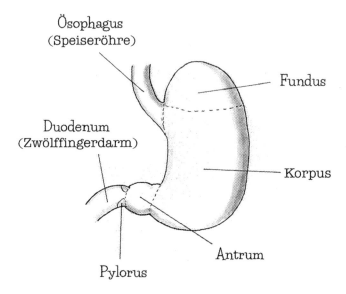

Ösophagus
(Speiseröhre)

Fundus

Duodenum
(Zwölffingerdarm)

Korpus

Antrum

Pylorus

**Abb. 5.6**   Vereinfachte Darstellung des Magens

trotz Nahrungszufuhr nicht zu stark zunimmt. Bei vielen Menschen mit Reizmagen erfolgt diese Anpassung durch Entspannung des Fundus nicht. Dadurch verteilt sich die Nahrung anders, und ein weiterer Magenteil, das Antrum, wird stärker gedehnt. In Experimenten mit einem Ballon, der im Magen aufgeblasen wird, konnte gezeigt werden, dass Beschwerden wie Oberbauchschmerzen, Völlegefühl oder auch Übelkeit stärker werden, je stärker das Antrum gedehnt wird.

Diese Ursache wurde teilweise mit verminderten Serotoninspiegeln (Serotonin ist unser „Glückshormon") im Blut in Verbindung gebracht.

Außerdem gibt es Hinweise auf eine viszerale Hypersensitivität. Das heißt, dass unter anderem Dehnungsreize im Magen und Zwölffingerdarm (die ja von Gesunden kaum beziehungsweise als Völlegefühl nach einer großen Mahlzeit gespürt werden) als schmerzhaft wahrgenommen werden. Auch auf chemische Reize wie vermehrte Säurebildung kann es zu einer Hypersensitivität kommen. Grund kann hierfür unter anderem ein Aktivieren von Genen sein, die besondere Nervenverbindungen fördern, aber auch ein Ungleichgewicht im autonomen Nervensystem (s. hierzu auch Abschn. 5.5.4).

Allgemein bekannt ist, dass fettreiche Nahrung über eine Ausschüttung des Hormons Cholecystokinin (CCK) die Magenentleerung vermindert. Es wird vermutet, dass eine Gruppe von Patientinnen mit Dyspepsie sensiblere CCK-Rezeptoren hat und dass dadurch fettes Essen die dyspeptischen

Beschwerden noch verstärkt, da eine langsamere Magenentleerung unter anderem natürlich auch zu einem länger anhaltenden Sättigungsgefühl führt.

Generell liegen dyspeptischen Beschwerden auch Motilitätsstörungen von Magen und Zwölffingerdarm zugrunde. Eine Ursache dafür könnte sein, dass in den Schleimhäuten von Betroffenen mehr und aktivere Entzündungszellen vorhanden sind.

Ähnlich wie beim (postinfektiösen) Reizdarmsyndrom findet man bei der funktionellen Dyspepsie vor allem in der Schleimhaut des Zwölffingerdarms oft eine erhöhte Anzahl Immunzellen – nicht nur bei einer aktiven Infektion mit Helicobacter pylori (s. Abschn. 5.5.1).

Auch eine erhöhte Durchlässigkeit („leaky gut") im Zwölffingerdarm ist bei einigen Betroffenen nachweisbar.

Zu diesen Phänomenen kann es nicht nur durch und nach Infektionen kommen, sondern auch durch vermehrtes Stresserleben sowie eventuell als Reaktion auf nicht tolerierte Nahrungsmittel.

Außerdem finden sich Hinweise auf eine krankhafte Verarbeitung der Informationen, die das Gehirn über das unbewusste Nervensystem aus Magen und Zwölffingerdarm erhält.

Weitere relevante Faktoren dürften auch die kognitive und die emotionale Verarbeitung der wahrgenommenen Beschwerden durch das Gehirn sein. So konnte gezeigt werden, dass es möglich ist, die Wahrnehmung von Schmerzen durch ein Senken der Erwartung mittels Worten zu vermindern.

### Behandlungsmöglichkeiten

Auch hier ist die **Aufklärung** über die Ungefährlichkeit der Erkrankung wesentlich.

**Diätologische Maßnahmen** und eine entsprechende Beratung werden bei dyspeptischen Beschwerden oft als sehr hilfreich erlebt. Grundlage sind dabei

* häufigere, dafür kleinere und regelmäßige Mahlzeiten,
* Vermeiden von sehr fettreichen Speisen, Alkohol und Kaffee.

---

**Wichtig**

Viele Patientinnen erleben gerade die Reduktion von fettem Essen als wohltuend, da die Magenentleerung durch Fett weiter verlangsamt wird.

Auch auf eine mögliche Symptomverschlechterung durch Rauchen und/oder die Einnahme von Schmerzmitteln vom sogenannten NSAR-Typ (das sind Wirkstoffe wie Diclofenac, Naproxen, Mefenaminsäure, aber auch ASS) sollte geachtet werden.

Bei Nachweis einer **Helicobacter-pylori-Infektion** sollte diese behandelt werden (mit je nach Land und Resistenzlage üblichen Antibiotika-kombinationen).

Magensäurereduzierende Medikamente wie **Protonenpumpenhemmer** oder sogenannte **H2-Rezeptor-Antagonisten** (s. Abschn. 7.5) können wirken. Allerdings ist unklar, ob die Wirkung tatsächlich der Reduktion der Magensäure zuzuschreiben ist. Eher wird bei viszeraler Hypersensitivität eine Wiederherstellung der Dichtigkeit der Schleimhäute beziehungsweise eine Wirkung auf Histaminrezeptoren vermutet.

Gute Wirkung hat bei vielen Patientinnen **STW-5**, ein Extrakt aus verschiedenen Pflanzenstoffen, das in Tropfenform eingenommen wird.

Auch **Menthacarin**, eine Mischung aus Kümmel- und Pfefferminzöl, kann als hilfreich erlebt werden.

An sich zumeist gut wirkende **Prokinetika** (also Medikamente, die die Bewegung der Magenmuskulatur in die „richtige Richtung" fördern, s. auch Abschn. 7.5) wie Metoclopramid sollten nur kurzfristig eingesetzt werden, da sie zu parkinsonähnlichen Nebenwirkungen führen können. Andere Prokinetika wie Levosulpirid werden mit gutem Erfolg eingesetzt und sind in manchen Ländern bei dieser Indikation zugelassen.

Gute Erfolge zeigen sich oft mit Antidepressiva wie **Amitriptylin** oder **Mirtazapin.**

Hohen Stellenwert bei der Behandlung eines Reizmagens haben **psychotherapeutische Verfahren** wie Verhaltenstherapie und vor allem die **bauchgerichtete oder darmfokussierte Hypnose** („Bauchhypnose"; s. Abschn. 7.4.3).

## 5.4.2  Übelkeit mit/ohne Erbrechen

Wie bei der Definition von DGBI üblich, sollte die Diagnose nur gestellt werden, wenn der Beschwerdebeginn mehr als sechs Monate her ist.

Liegen Übelkeit und/oder Erbrechen als Symptome einer DGBI vor, so werden zwei Formen unterschieden:

* **Chronische Übelkeit und/oder Erbrechen** („chronic nausea/vomiting syndrome", CNVS), die an mindestens einem Tag der Woche bestehen und so störend sind, dass sie Einfluss auf alltägliche Unternehmungen haben.
* **Zyklisches Erbrechen** („cyclic vomiting syndrome", CVS), das episodenhaft auftritt. Es beginnt meist akut und hält einige Tage an. Zwischen den

Episoden tritt kein Erbrechen auf, milde Symptome wie leichte Übelkeit können aber bestehen. Als eine der wenigen DGBI tritt zyklisches Erbrechen bei Männern häufiger auf.

Bei manchen Patientinnen besteht ein Zusammenhang zu einer Migräne, die auch episodenhaft auftritt.

Eine Untergruppe des zyklischen Erbrechens ist das „Cannabis-Hyperemesis-Syndrom", das mit längerfristigem Konsum von Marihuana einhergehen kann.

Grundsätzlich sind Übelkeit und Erbrechen wichtige Fähigkeiten, die wir benötigen, um etwa bei Magen-Darm-Infektionen oder nach Aufnahme von Schadstoffen Erreger oder Gifte wieder aus dem Körper eliminieren zu können.

Länger anhaltende Übelkeit und Erbrechen können aber auch bei vielen verschiedenen anderen Erkrankungen auftreten, die mit ausführlicher Anamnese beziehungsweise gezielter Diagnostik ausgeschlossen werden müssen. Dazu gehören „organische" Erkrankungen ebenso wie selbst herbeigeführtes Erbrechen bei einer Essstörung.

**Auswahl an möglichen sinnvollen Untersuchungen**

* Blutuntersuchungen (Fragen: Blutarmut? Entzündung? Zuckerkrankheit? ...)
* Stuhluntersuchung auf Calprotectin (Ausschluss von Entzündungen des Darms)
* Ultraschall des Bauches (Fragen: Gallensteine? Erkrankung der Bauchspeicheldrüse? Darmentzündungen oder -engstellen? ...)
* Gastroskopie (Ausschluss von Gastritis, Tumor ... [s. Abschn. 5.1])
* Ausschluss einer Nahrungsmittelallergie (s. Abschn. 7.3.3)
* Magnetresonanztomografie des Schädels (Ausschluss von Tumoren ...)

**Pathophysiologie: Was kann dahinterstecken?**
Im Gehirn gibt es ein „Brechzentrum", das aus dem Körper auf unterschiedliche Arten Informationen erhält, zum Beispiel über sogenannte Chemorezeptoren, die Stoffe (wie beispielsweise Nikotin) im Blut wahrnehmen. Es kann auch zu einer Aktivierung über den Nervus vagus kommen, wenn im Magen-Darm-Trakt Giftstoffe wahrgenommen wurden. Weitere Reize wären etwa eine Magen- oder Darmdehnung, Entzündungen der Bauchorgane oder eine Reizung des Gleichgewichtssinns.

Bei entsprechender Erregung kommt es zur Übelkeit und in weiterer Folge eventuell zum Erbrechen.

Über einen Reflex wird unter anderem das Zwerchfell in einer Position fixiert, Bauchdeckenmuskulatur, Zwölffingerdarm und Magen ziehen sich zusammen, während sich die Engstellen in der Speiseröhre öffnen, sodass sich der Mageninhalt durch die Speiseröhre und den Mund entleeren kann.

Möglicherweise unterscheiden sich die zugrunde liegenden Mechanismen bei akuter und chronischer Übelkeit mit oder ohne Erbrechen. Die Hintergründe, die hinter CNVS und CVS stecken, sind noch recht unklar und weiter Gegenstand der Forschung. Eine verzögerte Magenentleerung findet sich eher selten und dürfte nicht wirklich relevant sein.

Die bereits bei der funktionellen Dyspepsie ( s. Abschn. 5.4.1) erwähnte mangelhafte Anpassung des Magenfundus an Volumenänderungen sowie eine Hypersensitivität dürften aber eine Rolle spielen.

Ebenso kommt es bei vielen betroffenen Patientinnen sowohl vonseiten des Sympathikus als auch des Parasympathikus zu einer Funktionsstörung des autonomen Nervensystems (s. Abschn. 3.1).

Eine gewisse genetische Komponente, die bei manchen Personen eher zu Symptomen führt, ist nachgewiesen.

Bei gewissen Mitochondrienstörungen (Mitochondrien sind die „Kraftwerke" unserer Zellen und wesentlich in den Energiestoffwechsel involviert) kommt es immer wieder zu Episoden mit Erbrechen, sodass auch diese Komponente bei manchen Patientinnen an der Entstehung der Beschwerden beteiligt sein könnte.

Cannabis, das Hunderte verschiedene Wirkstoffe (Cannabinoide) enthält, wirkt üblicherweise eher dämpfend auf Übelkeit. Außerdem regt es zumeist den Appetit an. Im Tierversuch mit Mäusen konnten bei höherer Dosierung allerdings auch Übelkeit und Erbrechen ausgelöst werden. Außerdem könnte beim Cannabis-Hyperemesis-Syndrom eine Gefäßerweiterung im Bauchgebiet zu entsprechenden Beschwerden führen.

**Behandlungsmöglichkeiten**

Für manche Patientinnen sind meiner Erfahrung nach eine **Aufklärung** über das Krankheitsbild und einfache Hausmittel wie das Trinken von **Ingwertee** ausreichend.

**Antiemetika** können ebenfalls eingesetzt werden. Hierunter versteht man Stoffe, die gegen (Übelkeit und) Erbrechen wirksam sind (s. Abschn. 7.5). Ein Beispiel dafür ist **Ondansetron**, das über eine Beeinflussung des Serotoninstoffwechsels wirkt.

Eine gute, auch vorbeugende Wirkung gegen Übelkeit und Erbrechen hat das Antidepressivum **Mirtazapin**, das abends gegeben wird, weil es auch müde macht. Es hat eine ebenfalls über Serotoninrezeptoren vermittelte, direkte antiemetische Wirkung. Auch mit anderen Antidepressiva wie **Amitriptylin** können gute Erfolge erzielt werden. Vermutlich über Dopaminrezeptoren wirkt das Mittel **Olanzapin.**

Durch die Einnahme der Nahrungsergänzungsmittel **L-Carnitin** und **Coenzym Q10** (beide Verbindungen sind unter anderem wichtig für den Energiestoffwechsel der Zelle) hat sich bei einigen Betroffenen eine gute vorbeugende Wirkung hinsichtlich Übelkeit und Erbrechen gezeigt.

Akute Episoden im Rahmen des zyklischen Erbrechens sind oft sehr heftig und erfordern nicht selten die Behandlung im Krankenhaus. Die Patientinnen verlieren durch das massive Erbrechen oft viel Flüssigkeit sowie Elektrolyte, aber auch Magensäure, was Probleme bereiten kann und daher entsprechend ausgeglichen werden muss.

> Vereinzelt sind Todesfälle im Rahmen dieser Akutereignisse durch extreme Elektrolytentgleisungen berichtet worden. Dies sind die einzigen mir bekannten fatalen Verläufe von DGBI.

Gegen die Übelkeit werden klassische **Antiemetika** wie **Metoclopramid** (das allerdings nur zeitlich begrenzt gegeben werden darf) eingesetzt. Oft werden auch beruhigende Medikamente, sogenannte **Benzodiazepine**, im Akutfall mit gutem Erfolg verabreicht.

Viele Patientinnen, die am Cannabis-Hyperemesis-Syndrom leiden, berichten über eine deutliche Besserung der Beschwerden, wenn sie sich sehr **warm duschen**. Dies ist für Ärztinnen übrigens bei der Anamnese ein wichtiger Hinweis zur Unterscheidung von anderen Erkrankungen. Solange es nicht in einer Weise erfolgt, die zu Verbrennungen führt, kann warmes Duschen kurzfristig auch als Therapie eingesetzt werden.

Sinnvoller ist ein Versuch mit **Capsaicin-Salbe**. Dies ist ein Pflanzeninhaltsstoff, der dem Chili seine Schärfe verleiht. Die Salbe kann auf der Haut aufgetragen werden. Sie darf allerdings keinesfalls in die Augen oder auf Schleimhäute gelangen!

Die einzige langfristig wirksame Therapie ist aber der dauerhafte **Verzicht auf Cannabis.**

## 5.5 Darm

### 5.5.1 Durchfall (Diarrhoe)

Bis vor einigen Jahren hat man von Durchfällen gesprochen, wenn man sich öfter als drei Mal pro Tag entleert. Ich bevorzuge aber zunehmend folgende gängige Definition für die klinische Praxis: Demnach wird von Durchfällen gesprochen, wenn der Stuhl bei mehr als einem Viertel der Entleerungen sehr weich bis wässrig ist. Auf der Bristol-Stuhlformen-Skala entspricht dies den Typen 5 bis 7 (Abb. 5.7). Diese neue Definition hat den Hintergrund, dass die Stuhlkonsistenz sehr gut mit der Transitzeit des Stuhls im Dickdarm korreliert.

Wird in den üblichen veranlassten Untersuchungen keine Ursache entdeckt, so spricht man von „funktioneller Diarrhoe", wenn die Diarrhoe das führende Symptom bleibt.

Wie bei allen DGBI richten sich die diagnostischen Untersuchungen nach Beschwerdebild, Alter etc. der Betroffenen. Neben den bereits weiter oben genannten Alarmsymptomen muss vor allem bei wässrigen Durchfällen besonders genau hingeschaut werden.

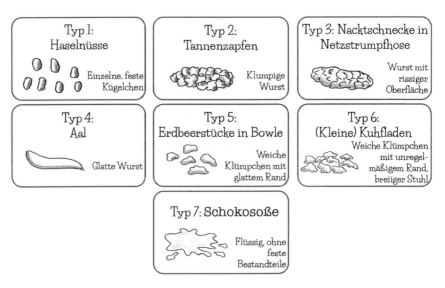

**Abb. 5.7**   Die Bristol-Stuhlformen-Skala. (Nach Lewis und Heaton 1997)

**Auswahl an möglichen sinnvollen Untersuchungen**

* Blutuntersuchung (Fragen: Blutarmut? Entzündung? Zöliakie? [s. Abschn. 5.1], Schilddrüsenüberfunktion ...)
* Untersuchung des Stuhls auf krankmachende Keime (Ausschluss einer Infektion), auf Calprotectin (Ausschluss von Entzündungen des Darms), Elastase (Ausschluss einer „Bauchspeicheldrüsenschwäche")
* Ösophagogastroduodenoskopie (Ausschluss von Zöliakie ...)
* Ileokoloskopie (Ausschluss von Krebs, chronisch entzündlicher Darmerkrankung ...)
* H2-Atemtests (Ausschluss von Laktoseintoleranz, Fruktoseintoleranz ... [s. Abschn. 7.3.2], bakterieller Überwucherung [s. Abschn. 5.1]) und/oder ausführliche Ernährungsanamnese
* Ultraschall der Bauchorgane (Ausschluss von Darmwandverdickungen als Hinweis auf Entzündungen, Ausschluss von Veränderungen der Bauchspeicheldrüse, Gallensteinen ...)

**Pathophysiologie: Was kann dahinterstecken?**

Veränderungen auf unterschiedlichen Ebenen der Darm-Hirn-Achse können zu einem schnelleren Transport von Darminhalt führen. So können etwa Entzündungen, Veränderungen des Immunsystems oder auch ein Untergang von Zellen zu Störungen direkt an der Darmmuskulatur oder des Nervensystems führen.

Akuter Stress beschleunigt üblicherweise den Stuhltransport im Dickdarm, bei chronischen Belastungen ist die Datenlage nicht so eindeutig.

> Es ist bekannt, dass ein Reizdarmsyndrom (ebenso wie eine funktionelle Dyspepsie) nach viral oder bakteriell ausgelösten Magen-Darm-Infekten ausgelöst werden kann. Dies wird postinfektiöses Reizdarmsyndrom genannt.

Risikofaktoren sind schwerwiegendere Symptome während des Infekts, daneben eine vorbestehende Angsterkrankung oder Depression. Jüngere Personen sowie Frauen bekommen nach einem Infekt häufiger eine DGBI.

Die Wahrscheinlichkeit, ein postinfektiöses Reizdarmsyndrom zu entwickeln, steigt vermutlich auch, wenn es in den Monaten vor einem Magen-Darm-Infekt zu einem oder mehreren belastenden Lebensereignissen („stressful life events") wie dem Todesfall einer nahestehenden Person, einer Scheidung, einer Hochzeit, einem Umzug etc. gekommen ist.

Besonders hoch ist die Gefahr, ein postinfektiöses Reizdarmsyndrom zu entwickeln, wenn es sich um bakterielle Infekte durch Keime wie

Salmonellen, Shigellen oder Campylobacter gehandelt hat. Virale Magen-Darm-Infekte, die wesentlich häufiger sind, bergen ein geringeres Risiko.

Auf molekularbiologischer Ebene lassen sich bei postinfektiösen funktionellen Beschwerden erhöhte Zytokinmarker finden (Zytokine sind Botenstoffe des Immunsystems); auch die Zahl bestimmter Immunzellen in der Darmschleimhaut ist erhöht.

All dies scheint wesentlichen Einfluss auf die Muskel- und Nervenzellen zu haben und zu Beschwerden wie Durchfällen oder einer viszeralen Hypersensitivität (s. Abschn. 5.5.4.) zu führen. Auch die Funktion der Darmbarriere (s. Abschn. 3.3) kann gestört sein.

Bei Reizdarmpatientinnen konnte eine verminderte Ausbildung der Tight Junctions (s. Abschn. 3.3) im Dickdarm, bei Patientinnen mit funktioneller Dyspepsie auch im Zwölffingerdarm gezeigt werden. Die „parazelluläre" Durchlässigkeit, also die Durchlässigkeit zwischen den einzelnen Schleimhautzellen, ist dadurch vermutlich erhöht. Diese Befunde gehen mit einer erhöhten Aktivierung von Immunzellen in der Schleimhaut wie Mastzellen einher – wobei nicht klar ist, was dabei die Henne und was das Ei ist, also welcher der Faktoren den anderen bedingt (oder ob diese überhaupt etwas miteinander zu tun haben).

Die Störung der Darmbarriere kann nicht nur zu Durchfall, sondern auch zur viszeralen Hypersensitivität führen. Besondere Relevanz dürften diese Faktoren bei Patientinnen haben, die am postinfektiösen Reizdarmsyndrom leiden.

> Wie kann es zu einer Störung der Darmbarriere mit „Undichtigkeit" kommen? Es liegt vermutlich eine gewisse genetische Veranlagung vor. Diese Patientinnen haben eine höhere Wahrscheinlichkeit, an einem postinfektösen Reizdarmsyndrom zu erkranken.

Generell können Dysbiosen, also eine ungünstige Zusammensetzung der im Darm lebenden Kleinstorganismen bei allen Beschwerden, die den Dickdarm betreffen (Durchfall, Verstopfung, Blähbauch, Schmerzen) eine Rolle spielen. Besonders hervorzuheben ist die Dysbiose beim postinfektösen Reizdarmsyndrom. Dies ist ein sehr breites Feld der Forschung, und nach wie vor versucht man herauszufinden, welche Dysbiosen mit welchen Beschwerden verknüpft sind. Klar ist, dass sich eine sehr eingeschränkte Darmflora ungünstig auswirkt.

Weiterhin führt chronischer Stress oft zu einem Ungleichgewicht des autonomen Nervensystems (s. Abschn. 3.1), bei Durchfällen in erster Linie zu einer Überaktivität des Sympathikus.

Außerdem konnte teilweise eine Verminderung eines Enzyms gefunden werden, das in der Schleimhaut Glutamin herstellt. Glutamin ist eine wichtige Energiequelle für die Zellen der Darmschleimhaut. Daher kann eine Therapie in Form einer hoch dosierten Glutamingabe sinnvoll sein.

Nach wie vor sind aber viele Fragen offen, und es ist nicht geklärt, wie es zu dieser Immunaktivierung kommt und was kausal dagegen unternommen werden kann. Es gibt Hinweise, dass Störungen des Serotoninstoffwechsels zu Veränderungen der Darmmotilität führen können.

Ein weiterer Grund für funktionelle Durchfälle kann eine vermehrte Bildung von Gallensäuren in der Leber sein, die die Aufnahmefähigkeit des Dünndarms von Gallensäuren übersteigt. Dadurch gelangen diese Gallensäuren in den Dickdarm und bewirken dort eine Beschleunigung der Entleerung.

**Behandlungsmöglichkeiten**

Eine **diätologische Betreuung** ist für die meisten Patientinnen sehr hilfreich, um mögliche Trigger in der Ernährung zu eliminieren. Laut Literatur können gute Erfolge mit der sogenannten **FODMAP-Diät** erzielt werden (s. Abschn. 7.3.4).

In manchen Fällen kann die Stuhlkonsistenz durch Einnahme zusätzlicher löslicher Ballaststoffe (s. auch Abschn 5.5.2) verbessert werden, ebenso erleben einige Patientinnen Verbesserungen durch die Einnahme unterschiedlicher **Probiotika** (s. Abschn. 7.5), also verschiedener Bakterienstämme. Die Studienlage dazu ist allerdings noch optimierbar.

Kombinationspräparate mit **Kamille, Myrrhe und Kaffeekohle** scheinen die Dichtigkeit des Darms verbessern zu können.

Eine mangelnde Rückresorption von Gallensäuren führt teilweise zu ausgeprägten Durchfällen. Der beweisende Test ist ein sogenannter SeHCAT-Test (Selenium-Homotaurocholsäure-Retentionstest). Hiermit wird die Aufnahme von radioaktiv markierten Gallensäuren untersucht. Dieser Test ist aber kaum verfügbar, sodass Ärztinnen beim Verdacht auf diese Erkrankung, die chologene Diarrhoe, versuchsweise eine Therapie mit einem **Gallensäurebinder (Colestyramin)** empfehlen. Die chologene Diarrhoe gilt als eine der am häufigsten übersehenen Differenzialdiagnosen bei Verdacht auf (sehr ausgeprägte!) funktionelle Durchfälle. Doch auch bei funktionellen Durchfällen kann Colestyramin einen sehr guten Effekt haben.

Bei **Loperamid** handelt es sich um einen Wirkstoff, der an sogenannten Opioidrezeptoren andockt und der die Darmtätigkeit verlangsamt (daher leiden manche Menschen, die starke Schmerzmittel wie Opiate einnehmen müssen, oft an Verstopfung). Durch die längere Transitzeit kann im Darm wieder mehr Wasser aus dem Stuhl aufgenommen werden, und der Stuhl wird dicker.

**Ondansetron** ist ein Medikament, das typischerweise gegen Übelkeit eingesetzt wird und auf Serotoninrezeptoren im Darm wirkt. Es hat teilweise gute Effekte in Bezug auf die Verbesserung der Stuhlfrequenz und -konsistenz, aber auch hinsichtlich des Stuhldrangs.

Sogenannte trizyklische Antidepressiva wie **Amitriptylin** bewirken ebenfalls eine Verlangsamung der Darmtätigkeit.

**Rifaximin** ist ein Antibiotikum, das so gut wie gar nicht vom Körper aufgenommen wird. Daher wirkt es eigentlich nur im Darm und findet in der Medizin beispielsweise bei der Therapie entzündeter Divertikel oder eines bakteriellen Überwucherungssyndroms Verwendung. Bei funktionellen Darmerkrankungen wird es oft erfolgreich bei Blähungen, Bauchschmerzen und teilweise auch bei Durchfällen eingesetzt.

Psychotherapeutische Verfahren wie **Achtsamkeitstraining** („mindfulness-based stress reduction", MBSR) oder die **bauchgerichtete Hypnosetherapie** (s. Abschn. 7.4.3) sind ebenfalls oft effektiv.

## 5.5.2 Verstopfung (Obstipation) und/oder Entleerungsprobleme

Von Verstopfung oder Obstipation spricht man, wenn bei mehr als einem Viertel der Darmentleerungen der Stuhl sehr hart ist (Bristol-Stuhlformen-Skala Typ 1 und 2), die Entleerung schwierig ist oder Pressen erfordert, diese teilweise als unvollständig oder „blockiert" erlebt wird oder es nur zu drei Entleerungen pro Woche kommt.

Werden keine Ursachen für die Verstopfung gefunden, wird von einer „funktionellen Verstopfung" gesprochen, wenn die Verstopfung die führende Beschwerde ist.

Für die Diagnostik bei funktionellen Entleerungsstörungen sind Spezialuntersuchungen erforderlich. Bei Nichtverfügbarkeit sollte zumindest eine enge interdisziplinäre Zusammenarbeit (Chirurgie, [Uro-]Gynäkologie, Innere Medizin …) erfolgen.

**Auswahl an möglichen sinnvollen Untersuchungen**

* Blutuntersuchung (Fragen: Blutarmut? Entzündung? Schilddrüsenunterfunktion? Elektrolytstörung? …)
* Koloskopie (Ausschluss von Tumoren …)
* Ultraschall der Bauchorgane (Ausschluss von Tumoren, Hinweise für Darmwandverdickungen/-engstellen)
* Gynäkologische/urologische Untersuchung
* Defäkografie beziehungsweise andere Spezialuntersuchungen (Frage: Entleerungsstörung?)

**Pathophysiologie: Was kann dahinterstecken?**
Man weiß, dass es gewisse genetische Faktoren gibt, die die Wahrscheinlichkeit erhöhen, an Verstopfung zu leiden.

Zu den „veränderbaren" Risikofaktoren gehören eine zu geringe Flüssigkeitsaufnahme (also zu wenig zu trinken) und die Zufuhr einer geringen Menge an Ballaststoffen. Dadurch ist das Volumen des Stuhls geringer und die Darmtätigkeit wird weniger angeregt.

> Generell gibt es eine zirkadiane (dem Tagesverlauf angepasste) Rhythmik der Darmbewegung mit einem Minimum nachts und zumeist einem Maximum morgens beziehungsweise nach Nahrungsaufnahme.

Es ist bekannt, dass viele obstipierte Patientinnen einen Entleerungsreiz ignorieren, etwa weil gerade keine Zeit ist oder sich bei der Arbeit kein wirklich „stilles Örtchen" finden lässt, das für einen ungestörten Toilettengang erforderlich wäre.

Wenn möglich sollte bei Einsetzen eines Stuhldrangs diesem nachgegeben werden und kein Aufschieben der Entleerung (zumindest nicht regelmäßig) stattfinden.

So stellt etwa bei der Berufsgruppe der Kindergartenpädagoginnen, bei denen ich in der Praxis auffällig häufig Verstopfungsbeschwerden sehe, dieses Aufschieben meines Erachtens ein grundlegendes Problem dar.

Bei vielen Patientinnen mit Obstipation kommt es zu einer messbaren Verlangsamung der Darmbewegungen. Manchmal sind diese Veränderungen nur auf bestimmte Dickdarmabschnitte beschränkt, teilweise sind der gesamte Dickdarm oder auch andere Abschnitte des Verdauungstrakts betroffen. Die exakten Hintergründe, die zu dieser Verlangsamung führen, sind noch lange nicht komplett erforscht. Herausgefunden wurde bisher beispielsweise, dass es Gruppen von Betroffenen gibt, die weniger auf Stimulation unter anderem durch Dehnungsreize reagieren, die etwa zum gastrokolischen Reflex führen (s. auch Abschn. 3.1). Auch eine gewisse Rolle der Darmbakterien wird diskutiert. So neigen Menschen, deren Darmflora mehr Methangas produziert, eher zu Verstopfung.

Bei manchen Patientinnen fand man Veränderungen der Nervengeflechte unterhalb der Darmschleimhaut oder in der Darmmuskulatur. Teilweise konnten auch andere Konzentrationen bestimmter **Neurotransmitter** (Nervenbotenstoffe) in der Darmwand nachgewiesen werden – alles mit dem Resultat einer langsameren Darmtätigkeit. Zu einem Ungleichgewicht des autonomen Nervensystems (s. Abschn. 3.1) kann chronischer Stress führen; bei Obstipation kommt es dabei in erster Linie zu einer verminderten parasympathischen Aktivität.

Auch eine gewisse Abhängigkeit von **Sexualhormonen** ist oft gegeben. Viele Frauen geben eine zyklusabhängige Verschlechterung der Verstopfung an. Dies liegt daran, dass ein hoher Östrogenspiegel die Darmbewegungen reduzieren kann.

Oft kann eine Verstopfung aber auch mit einer Stuhlentleerungsstörung einhergehen, wobei diese auch allein – ohne Probleme mit dem Stuhltransport durch den Darm – auftreten kann. Ursächlich findet sich hier oft eine Beckenbodendyssynergie. Das bedeutet, dass die unterschiedlichen Muskeln (zum Beispiel Bauchwandmuskulatur, Mastdarmmuskeln, Beckenboden …), die auf eine komplexe Art zusammenarbeiten müssen, damit der Stuhl aus dem Mastdarm ausgeschieden werden kann, fehlerhaft agieren. So kann etwa eine fehlende Entspannung des Beckenbodens Probleme bereiten.

Der Grund für diese Dyssynergie kann erlerntes Fehlverhalten sein – etwa weil die Entleerung bei sehr hartem Stuhl öfters schmerzhaft war oder weil Stuhldrang zurückgehalten wurde (da beispielsweise das Benutzen der Schultoilette konsequent vermieden wurde).

Bei einem Teil der Patientinnen mit Entleerungsstörungen findet sich eine verminderte Wahrnehmung dafür, dass der Enddarm mit Stuhl gefüllt ist – was in weiterer Folge Probleme bei der Entleerung nach sich zieht.

Sehr häufig kommt es unter der Einnahme von sogenannten **Opiaten** zu Verstopfung. Diese Medikamente werden als starke Schmerzmittel eingesetzt. Opiate führen dabei in Magen, Dünn- und Dickdarm zu einer Verzögerung des Transports, indem sie direkt an Opioidrezeptoren im Verdauungstrakt andocken. Während Verstopfung durch den Einfluss an Dünn- und Dickdarm erklärbar ist, führt eine Verlangsamung der Magenbewegung oft zu Beschwerden wie Übelkeit und Erbrechen.

**Behandlungsmöglichkeiten**
Falls sehr wenig getrunken wird, kann es sinnvoll sein, die **Trinkmenge auf 2 l pro Tag** zu steigern, eine darüber hinausgehende Zufuhr hat keinen weiteren Effekt mehr.

**Körperliche Aktivität** (s. Abschn. 7.4.1) wird bei Verstopfungsneigung meist empfohlen und oft als wirksam erlebt, obwohl die Datenlage dazu nicht ganz klar ist.

Sehr sinnvoll ist die Etablierung einer **Morgenroutine** unter Ausnutzung des gastrokolischen Reflexes nach dem Frühstück (s. Abschn. 3.1). Magendehnung nach Nahrungsaufnahme bewirkt eine verstärkte Dickdarmtätigkeit, die oft zu Stuhldrang führt. Der gastrokolische Reflex ist morgens besonders ausgeprägt. Daher ist es sinnvoll, sich nach dem Frühstück noch entsprechend Zeit zu nehmen.

> Wenn man bedenkt, dass unsere Vorfahren ihrem Entleerungsbedürfnis üblicherweise im Hocken nachgegeben haben, so kann man erahnen, warum Entleerungshilfen in Form von Toilettenhockern durchaus Sinn ergeben.

Ist der Winkel zwischen Oberkörper und Oberschenkeln spitz (wie beim Stuhlgang in der Natur oder beim Benutzen von Toilettenhockern), so funktioniert die Entleerung aus anatomischen Gründen wesentlich einfacher. Dies kann zwar in den ersten Tagen merkwürdig und ungewohnt erscheinen, ist aber zumeist schon nach kurzer Zeit wesentlich angenehmer!

Eine andere, anscheinend ebenfalls effektive Methode, mit der sich der Oberkörper den Oberschenkeln annähert, ist das Einnehmen der „Denker-Pose". Dabei werden – wie es Auguste Rodins berühmte Skulptur „Der Denker" macht – die Ellbogen auf den Knien aufgestützt. Das Halten des Kopfes mit dem Handrücken hat keinen Einfluss auf die Entleerung. Aber wer weiß – vielleicht fallen einem auf diese Weise am stillen Örtchen noch ein paar kreative Ideen ein (Abb. 5.8).

Eine Anreicherung der Kost durch **Ballaststoffe** (das sind faserreiche Essensbestandteile, die den Dickdarm erreichen) kann sinnvoll sein. Hier sollten vorzugsweise sogenannte lösliche Ballaststoffe wie **Psyllium (Flohsamenschalen), Guar oder Pektin** verwendet werden. Diese binden Wasser gut, wodurch der Stuhl voluminöser wird und sich die Verweildauer im Dickdarm verkürzt. Die löslichen Ballaststoffe werden von den Dickdarmbakterien zumeist zu kurzkettigen Fettsäuren abgebaut. Die Einführung von Ballaststoffen sollte langsam erfolgen und behutsam gesteigert werden, da

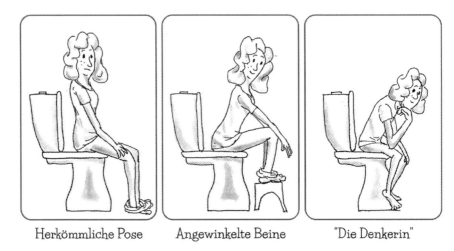

Herkömmliche Pose     Angewinkelte Beine     "Die Denkerin"

**Abb. 5.8** Unterschiedliche Haltungen bei der Entleerung

sie vor allem zu Beginn Blähungen verursachen können. Ballaststoffe, die üblicherweise in Obst und Gemüse enthalten sind, haben zwar weit über die Darmgesundheit hinausgehende positive Effekte auf unseren Körper – das Stuhlvolumen steigern sie allerdings nicht so gut. Ein Nahrungsmittel sollte erwähnt werden, zu dem es hinsichtlich Verstopfung überraschende Daten gibt: Das Essen von **zwei Kiwis** am Tag kann die Beschwerden deutlich verbessern.

Sind alle bisher geschilderten Maßnahmen nicht ausreichend, kommen unterschiedliche **Laxanzien (Abführmittel)** zum Einsatz (s. Abschn. 7.5. Dabei werden verschiedenste Präparate verwendet, von denen (im Gegensatz zu früheren Empfehlungen) viele Laxanzien auch zum langfristigen Gebrauch geeignet sind. Besonders gut verträglich und daher zumeist eingesetzt ist **Macrogol**.

Der Wirkung von Laxanzien liegen unterschiedliche Mechanismen zugrunde: Zumeist wirken sie aber osmotisch, das heißt, dass es durch diese Präparate zu einem vermehrten Wassereinstrom in Richtung Darminhalt kommt, wodurch der Stuhl weicher und voluminöser wird.

Sollte diese Stufe an Präparaten nicht ausreichen, so kommen auch **Prucaloprid**, das im Darm über Serotoninrezeptoren wirkt, und **Linaclotid** zur Anwendung. Letzteres bewirkt eine vermehrte Sekretion von Salzen in den Darm.

Ist die Verstopfung durch die Einnahme von Opioiden bedingt, die weiterhin zuzuführen sind, so können Wirkstoffe eingesetzt werden, die direkt die Opioidrezeptoren am Darm beeinflussen. Ein Beispiel hierfür wäre **Naloxegol**.

Entleerungsstörungen sind oft gut therapierbar mit anal verabreichten **Zäpfchen**. Hier gibt es Präparate, die im Enddarm Kohlendioxid ($CO_2$) freisetzen. Dies fördert die Darmbewegungen sowie das Einströmen von Flüssigkeit ins Darmlumen. Zäpfchen auf Glycerinbasis ziehen ebenfalls Wasser an, wodurch der Stuhl voluminöser wird und der Entleerungsreflex ausgelöst wird.

Außerdem finden „Einläufe" mithilfe sogenannter **Klysmen** Verwendung. Hier bewirken Inhaltsstoffe wie Natriumcitrat oder Sorbit ebenfalls einen Wassereinstrom und eine Volumenzunahme des Stuhls. Die Wirkung ist dabei etwas „weiter nach oben" reichend als bei Zäpfchen.

Sollte dies alles nicht von Erfolg gekrönt sein, können **Physiotherapie** und **Biofeedback-Training** (s. Abschn. 7.4.2) in vielen Fällen sehr hilfreich sein.

### 5.5.3 Vermehrte Gasbildung

Viele Patientinnen mit funktionellen Darmbeschwerden klagen über ein aufgeblähtes Gefühl im Bauch, das teilweise auch mit einer Zunahme des Bauchumfangs und lauten Darmgeräuschen verbunden ist. Außerdem können in diesem Zusammenhang auch leichte Schmerzen auftreten.

Typischerweise werden die Beschwerden über den Tag beziehungsweise nach Mahlzeiten schlimmer und verschwinden in der Nacht.

Von Flatulenzen wird gesprochen, wenn das Gas den Körper über den Anus verlässt. Dabei liegt definitionsgemäß ein Flatus pro Stunde (also 24 pro Tag) in der Norm.

Ein aufgeblähtes Gefühl im Bauch, das sich mehr durch Druckgefühl äußert und sich typischerweise nicht durch Flatulenzen oder Stuhlentleerung bessert, wird eher dem Magen zugeordnet.

**Auswahl an möglichen sinnvollen Untersuchungen**

* Blutuntersuchung (Fragen: Blutarmut? Entzündung? Zöliakie? [s. Abschn. 5.1], Schilddrüsenüberfunktion …)
* Untersuchung des Stuhls auf Calprotectin (Ausschluss von Entzündungen des Darms), Elastase (Ausschluss einer „Bauchspeicheldrüsenschwäche")
* Ösophagogastroduodenoskopie (Ausschluss einer Zöliakie)
* Ileokoloskopie (Ausschluss von Krebs, chronisch entzündlicher Darmerkrankung …)

* H2 Atemtests (Ausschluss von Laktoseintoleranz, Fruktoseintoleranz [s. Abschn. 7.3.2], bakterieller Überwucherung [s. Abschn. 5.1]) und/oder ausführliche Ernährungsanamnese
* Ultraschall der Bauchorgane (Ausschluss von Darmwandverdickungen als Hinweis auf Entzündungen, Ausschluss von Veränderungen der Bauchspeicheldrüse, Gallensteinen)
* Gynäkologische/urologische Untersuchungen

**Pathophysiologie: Was kann dahinterstecken?**
Luft kann auf unterschiedliche Art in den Magen-Darm-Trakt gelangen, und das passiert auch bei Gesunden in relevantem Ausmaß. So wird bei jeder Nahrungsaufnahme eine gewisse Menge an Luft mit geschluckt. Auch über kohlensäurehaltige Getränke nehmen wir $CO_2$ auf. Diese Gase können teilweise wieder über den Mund entweichen, werden aber auch weiter in den Dünndarm transportiert. Im Dünndarm selbst entstehen Gase durch Stoffwechselvorgänge wie die Neutralisation von Säuren und Basen. Die Darmbakterien des Dickdarms produzieren schließlich im Rahmen des Abbaus jener Nahrungsbestandteile, die im Dünndarm nicht aufgenommen wurden, ebenfalls Gas. Die Zusammensetzung dieser Dickdarmgase wird durch die individuelle Darmflora und die konsumierten Nahrungsmittel bestimmt.

Der Verdauungstrakt kann einige der entstandenen Gase wie $CO_2$ gut über das Blut aufnehmen – es wird dann einfach abgeatmet. Bei anderen Gasen wie Stickstoff gestaltet sich die Aufnahme komplizierter. In unserem Verdauungstrakt gibt es außerdem noch Bakterien, die Darmgase aufnehmen und verbrauchen können. Die übrige Luft im Darm wird schließlich weitertransportiert und irgendwann ausgeschieden.

> Der überwiegende Anteil an Darmgasen wie $CO_2$, Wasserstoff oder Methan ist übrigens geruchlos. Das übel riechende Odeur erhält ein Flatus zum Beispiel durch Schwefelwasserstoff oder flüchtige Fettsäuren wie Buttersäure.

Eine vermehrte Gasbildung kann durch eine suboptimale Zusammensetzung der Darmflora verursacht werden.

Auch ein unzureichender Transport von Darmgasen wird als Ursache für ein Blähungsgefühl diskutiert. Ein häufigeres Problem dürfte aber eine viszerale Hypersensitivität (s. auch Abschn. 5.5.4) sein.

Ein weiterer Grund ist oft eine **verminderte Fähigkeit der Gasausscheidung** aus dem Mastdarm durch unzureichende Entspannung der

Schließmuskeln. Dies kann oft mit sehr hartem Stuhl/Verstopfung einhergehen.

Eine Gruppe von Patientinnen mit Reizdarm beschreibt, dass sie oft schon Minuten nach dem Essen unter einem sich rasch entwickelnden Blähbauch leidet. So rasch kann die zugeführte Nahrung natürlich noch nicht verdaut sein, das heißt, eine Gasbildung durch Bakterien oder eine Unverträglichkeit von Nahrungsmitteln scheidet als Ursache aus. Dabei leiden die Patientinnen nicht nur unter einem subjektiv empfundenen Blähbauch, sondern es kommt im Laufe des Tages auch zu einer messbaren Zunahme des Bauchumfangs – was von den Patientinnen zumeist auch so berichtet wird („ich schaue dann aus wie schwanger"). Es handelt sich hierbei oft um eine sogenannte **Dyssynergie von Zwerchfell und Bauchmuskeln**, also ein gestörtes Zusammenspiel des Zwerchfells und der Bauchwandmuskeln (Abb. 5.9).

Das Zwerchfell ist unser wichtigster Atemmuskel. Es handelt sich um eine kräftige Platte aus Muskeln und Sehnen, die den Brust- vom Bauchraum trennt und Durchlässe hat, damit beispielsweise die Speiseröhre, die Hauptschlagader und die Hohlvene hindurchziehen können. Beim Einatmen senkt sich das Zwerchfell, die Lunge dehnt sich aus; beim Ausatmen hebt sich das Zwerchfell wieder.

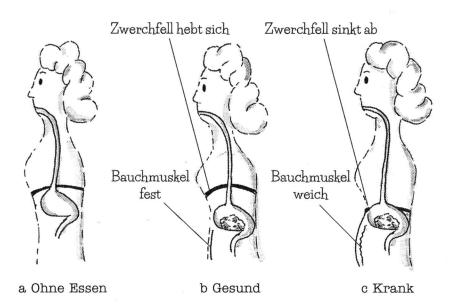

**Abb. 5.9** Falsches Zusammenspiel zwischen Zwerchfell und Bauchmuskulatur

Bei Gesunden ist es so, dass bei einer Vergrößerung des Bauchinhalts – etwa, wenn man trinkt oder isst – oder bei einer Dehnung der Darmwand durch Gasbildung reflexartig die Spannung der Bauchwandmuskeln größer wird und sich das Zwerchfell etwas nach oben, in Richtung Brustkorb bewegt.

Bei Betroffenen kommt es hingegen zu einer paradoxen Gegenreaktion: Die Bauchwand entspannt, und das Zwerchfell bewegt sich nach unten. Dadurch kommt es zu einer Zunahme des Bauchumfangs und der Empfindung eines stark gasgefüllten Bauches – in etwa so, als ob man von oben auf einen Luftballon drückt.

### Behandlungsmöglichkeiten

Oft ist eine **Ernährungsberatung** (s. Abschn. 7.3) und das Einhalten einer entsprechenden Kost ein vielversprechender Ansatz. Auf keinen Fall sollte allerdings eine Diät, die sehr einschränkend ist, über längere Zeit beibehalten werden.

Auch **Bewegung** (s. Abschn. 7.4.1) kann sich sehr positiv auf die Fähigkeit, Darmgase zu eliminieren, auswirken.

Liegt gleichzeitig eine **Verstopfung** vor (s. Abschn. 5.5.2), so kommt es nach deren Behandlung zumeist auch zu einer deutlichen Besserung hinsichtlich der Darmgase.

Ein Teil der Patientinnen mit Blähbauch erlebt eine Erleichterung durch „Entschäumer" (s. Abschn. 7.5) wie **Simeticon**. Da Gase im Verdauungstrakt im Speisebrei oft als kleine Bläschen (eben wie ein Schaum) vorliegen, können entschäumende Mittel dabei helfen, dass der Körper das enthaltene Gas besser ausscheiden kann.

Auch der Einsatz von **Pfefferminzöl**, das entkrampfend wirkt, hat seine Berechtigung.

Das Antibiotikum **Rifaximin** wird ebenso wie einige **Probiotika** oft erfolgreich zur Behandlung eines Blähbauches eingesetzt.

Ebenfalls kommen Neuromodulatoren wie **Duloxetin** mit dem Ziel zur Anwendung, die Dehnungs- und Schmerzwahrnehmung zu verbessern.

Bei Betroffenen mit einer Dyssynergie von Zwerchfell und Bauchwand konnte eine Arbeitsgruppe in Barcelona Erfolge durch **Biofeedback** (s. Abschn. 7.4.2) dokumentieren. Dabei wurden Betroffene in einer „Blähbauchphase" verkabelt und ihnen ihre jeweilige Muskelaktivität auf einem Bildschirm angezeigt. Unter Anleitung erlernten sie in mehreren Sitzungen, wie sie die Muskulatur wieder richtig einsetzen konnten.

Diese Therapie wird allerdings kaum angeboten. Eine andere Möglichkeit besteht daher darin, regelmäßig eine entspannte **Zwerchfellatmung** (s. Kap. 8, „Übung 4") zu üben.

## 5.5.4 Bauchschmerzen

Beim Reizdarmsyndrom treten chronische Bauchschmerzen in Kombination mit anderen Beschwerden wie Durchfall, Verstopfung oder Blähungsgefühl auf. Sie ändern/bessern sich zumeist bei Stuhlentleerung und gehen oft mit einer Veränderung der Stuhlfrequenz/-konsistenz einher.

Es gibt aber auch laut Rom-Kriterien funktionelle chronische Bauchschmerzen, die auf den Bauch bezogen werden, die recht kontinuierlich vorhanden sind und die sich typischerweise durch Essen oder Entleerung nicht verändern.

Um die Kriterien einer funktionellen Erkrankung zu erfüllen, müssen wie üblich andere Erkrankungen ausgeschlossen werden.

**Auswahl an möglichen sinnvollen Untersuchungen**

* Blutuntersuchung (Fragen: Blutarmut? Entzündung? Zöliakie? [s. Abschn. 5.1], Schilddrüsenüberfunktion …)
* Untersuchung des Stuhls auf Calprotectin (Ausschluss von Entzündungen des Darms)
* Harnuntersuchung (Ausschluss einer Harnwegsinfektion)
* Ösophagogastroduodenoskopie (Ausschluss von Entzündungen, Tumoren …)
* Ileokoloskopie (Ausschluss von Krebs, chronisch entzündlicher Darmerkrankung …)
* Ultraschall der Bauchorgane (Ausschluss von Darmwandverdickungen als Hinweis auf Entzündungen, Ausschluss von Veränderungen der Bauchspeicheldrüse, Gallensteinen …)
* Gynäkologische/urologische Untersuchung

**Pathophysiologie: Was kann dahinterstecken?**
Zusammenhänge zwischen chronischen Schmerzsyndromen (nicht nur des Bauches) und traumatischen Lebensereignissen, widrigen Umständen in der Kindheit, aber auch chronischen psychosozialen Stressfaktoren sind gut bekannt. Dabei kann es unter anderem zu Gehirnveränderungen (in schmerzregulierenden Arealen) oder vermehrter Ausschüttung von Entzündungsbotenstoffen kommen.

Eine sehr wesentliche Ursache, die am Auftreten von funktionellen Schmerzzuständen beteiligt ist, ist erklärbar durch die sogenannte Gate-Control-
oder Kontrollschrankentheorie. Diese Theorie wurde 1965 von Melzack und
Wall, einem kanadischen und einem britischen Schmerzforscher, veröffent-
licht (wofür sie auch mit dem Nobelpreis ausgezeichnet wurden) und seitdem
weiterentwickelt.

Grundlage war die Beobachtung, dass Schmerzursache und Intensität des
Schmerzes nicht immer zusammenhängen. So empfinden Unfallopfer in
der Akutsituation selbst bei ausgeprägten Verletzungen oft wenig bis keine
Schmerzen. Diese werden erst wahrgenommen, wenn die unmittelbare
Gefahr vorbei ist und das Geschehen realisiert wird. Das Gehirn ist in der
Lage, die Leitung von Schmerzsignalen über die Ausschüttung von Neuro-
transmittern zu beeinflussen. Bei Angst und Verunsicherung etwa „öffnet es
die Schleusen", sodass Schmerz stärker gespürt wird, während es beispielsweise bei Ablenkung dessen Wahrnehmung „herunterfährt".

Dies spielt bei der Entwicklung von chronischen Schmerzzuständen
eine große Rolle, bei denen Betroffene oft in einen Teufelskreis geraten.
Beim akuten Schmerz nehmen Schmerzrezeptoren die Reize wahr und
senden diese über besondere Nervenzellen im Rückenmark, die Schmerzneuronen, zum Gehirn. Sowohl Schmerzrezeptoren als auch die Nervenzellen im Rückenmark können dabei ihre Empfindlichkeit erhöhen, sodass
auch Reize, die üblicherweise nicht als Schmerz wahrgenommen werden,
schmerzhaft sein können. So ist es zumeist alles andere als eine Wohltat,
wenn man (auch nur sanft) in die Weichteile um ein verstauchtes Gelenk
drückt. Ist die Verletzung, Entzündung oder der sonstige Grund des
Schmerzes ausgeheilt, so geht die Schmerzwahrnehmung wieder auf den
Normalwert zurück. Kommt es allerdings zu chronischen Schmerzen (zum
Beispiel aufgrund einer viszeralen Hypersensitivität, siehe weiter unten),
haben Betroffene also über einen längeren Zeitraum Schmerzen, so ist
das natürlich sehr frustrierend, ärgerlich, verunsichernd und hat oft auch
gravierende soziale Auswirkungen. Kurzum: Der Stresspegel steigt, und
das Gehirn senkt die Wahrnehmungsschwelle von Schmerz, während die
Schmerzneuronen im Rückenmark weiterhin aktiv sind. Dies wird dann als
**zentrale Hypersensitivität** bezeichnet.

Bei Menschen, die von chronischem Schmerz betroffen sind, zeigt sich
in bildgebenden Untersuchungen, beispielsweise bei einer Magnetresonanztomografie, oft eine Abnahme von Nervenzellen in Gehirnarealen, die für
Schmerzwahrnehmung beziehungsweise Schmerzkontrolle zuständig sind.

Insgesamt kann gesagt werden, dass eine Schmerzwahrnehmung immer unter dem Einfluss vieler verschiedener Faktoren im Gehirn erzeugt wird (Abb. 5.10): Einerseits resultiert sie aus Informationen aus dem Körper, etwa dem Darm. Andererseits wird die Schmerzverarbeitung auch durch Reize aus anderen Gehirnarealen verändert, etwa denjenigen, die für unsere Stimmung verantwortlich sind oder die Vorerfahrungen speichern, sodass beispielsweise die Erwartungshaltung, die Gewöhnung oder die Aufmerksamkeitsfokussierung sehr relevant sind.

In der Praxis zeigt sich oft folgender Zusammenhang: Je eher funktionelle Bauchschmerzen konstant vorliegen und je weniger diese durch Nahrungszufuhr oder Stuhlentleerung beeinflussbar sind, desto höher dürfte der Anteil einer zugrunde liegenden zentralen Hypersensitivität an den Beschwerden sein. Die Übergänge sind aber vermutlich fließend.

Unter **viszeraler Hypersensitivität** (Viszera = Eingeweide) versteht man eine Überempfindlichkeit des Darms auf Reize. Dabei kann die Schwelle, ab der schädliche Reize als schmerzhaft wahrgenommen werden, herabgesetzt sein. Aber es können beispielsweise auch andere Faktoren, die üblicherweise gar keinen Schmerz hervorrufen, als Schmerz gespürt werden.

Führt man in den Enddarm einen Ballon ein und bläst diesen langsam auf, so wird diese Dehnung der Darmwand vom Großteil aller Reizdarmpatientinnen wesentlich früher als schmerzhaft empfunden als von Gesunden.

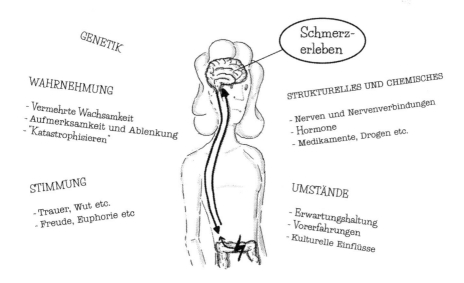

**Abb. 5.10** Wie wir Schmerz erleben, ist von sehr vielen unterschiedlichen Faktoren abhängig. (Nach Tracey und Mantyh 2007)

Ursachen für diese viszerale Hypersensitivität können eine erhöhte Dichte an Nervenendigungen in der Darmwand oder das Auftreten von zahlreicheren und aktiveren Immunzellen sein. Diese können über die Freisetzung von Entzündungsbotenstoffen (zum Beispiel Histamin, das aus besonderen Immunzellen, den Mastzellen, ausgeschüttet wird) auf die Rezeptoren in der Darmschleimhaut wirken.

Eine viszerale Hypersensitivität wird auch oft beim postinfektiösen Reizdarmsyndrom gefunden und mit einer gestörten Darmbarriere in Verbindung gebracht.

Auch hormonelle Reaktionen auf Stress können über die Freisetzung von CRH, das die Ausschüttung von Kortisol beeinflusst (s. auch Abschn. 3.2), zu einer erhöhten viszeralen Hypersensitivität führen.

Da auch das Nervensystem Rezeptoren für Östrogen hat, kann es bei höheren Östrogenspiegeln (diese schwanken ja im Zyklus der Frau) zu einer vermehrten Schmerzempfindlichkeit kommen.

### Behandlungsmöglichkeiten

Eine **Diätberatung** (s. Abschn. 7.3) hat oft guten Nutzen, vor allem wenn die Schmerzen mit einem Blähbauch einhergehen. Auch eine **FODMAP-Diät** (s. Abschn. 7.3.4) kann Erfolg bringen.

Eine antibiotische Therapie mit **Rifaximin** (s. Abschn. 7.5) kann vor allem in Kombination mit Durchfall und/oder Blähungen nützlich sein. Ebenso können spezielle Probiotika eingesetzt werden.

Gerade wenn eine zentrale Hypersensitivität vermutet wird, ist eine **vertrauensvolle Beziehung** zwischen Behandelten und Behandelnden essenziell. Eine **Aufklärung** über die Entstehung und Aufrechterhaltung der Erkrankung sowie die Therapiemöglichkeiten kann schon ein erster Schritt sein, um den Teufelskreis aus Angst, Frustration, Fokussieren der Aufmerksamkeit auf die Beschwerden und Verstärkung der wahrgenommenen Schmerzen durch die genannten Punkte zu durchbrechen.

> Das Erarbeiten eines gemeinsamen, realistischen Zieles ist wesentlich. Wünsche wie „nächste Woche sollen die Schmerzen komplett verschwunden sein" sind zumeist kontraproduktiv, da erneute Frustration dadurch fast vorprogrammiert ist.

Typische **Schmerzmittel** wie Paracetamol, Diclofenac oder Mefenaminsäure, die viele Patientinnen beispielsweise gegen Kopfschmerzen zu Hause vorrätig haben, haben zumeist keinen wesentlichen Effekt und sollten nicht eingesetzt werden. Insbesondere Medikamente mit Suchtpotenzial (Opioide) sollten vermieden werden, nicht zuletzt, weil sie in seltenen Fällen selbst Schmerzen verursachen können. Dies macht sich daran bemerkbar, dass die betroffenen Patientinnen immer mehr dieser Opioide benötigen, während der Schmerz unverändert bestehen bleibt oder er sich sogar verstärkt. Ursache ist auch hier eine zentrale Hypersensitivität durch vermehrte Entzündungsprozesse in den Zellen des Rückenmarks. Wie bereits erwähnt, haben Opioide zudem eine andere relevante Nebenwirkung, die den Verdauungstrakt betrifft: Verstopfung.

Entkrampfende Medikamente wie **Hyoscin** werden oft als Bedarfsmedikation eingesetzt.

Eine längere Wirkung kann beispielsweise mit **Mebeverin** erzielt werden, das ebenfalls entkrampfend wirkt.

Als pflanzliche Stoffe kommen **Pfefferminzöl** und **STW-5** zur Anwendung.

Unterschiedliche **Antidepressiva** können – nicht nur bei gleichzeitig vorhandener Depression oder Angststörung – eingesetzt werden. Hierzu gehören beispielsweise **Amitriptylin**, **Duloxetin** oder **Mirtazapin**, die die Schmerzwahrnehmung im Gehirn verändern können. Man kann sich ihre Wirkung so vorstellen, dass diese das für Schmerzreize aus dem Körper weit geöffnete Tor ins Gehirn wieder ein Stück weit schließen können.

Hintergrund dazu ist auch, dass unser Gehirn das ganze Leben lang einem Umbau unterliegt. Wir lernen nicht nur als Kinder und Jugendliche, sondern bis ins hohe Alter. Antidepressiva können daher als sogenannte Neuromodulatoren eingesetzt werden, mit dem Ziel, dass sich wieder neue, gesündere Muster etablieren und auch Gehirnareale wieder an Substanz gewinnen, die etwa für die Schmerzregulation wichtig sind.

Antidepressiva wirken genauso wie **Sport**, indem durch eine vermehrte Ausschüttung des Eiweißstoffes BDNF („brain-derived neurotrophic factor") das Wachstum und die Vernetzung von Nervenzellen gefördert wird.

**Psychotherapie** (oft in Kombination mit Antidepressiva/Neuromodulatoren) hat einen hohen Stellenwert bei der Therapie des chronischen funktionellen Bauchschmerzes, da etwa der Umgang mit Beschwerden, Vermeidungsverhalten etc. bearbeitet werden können und so schrittweise ein Weg aus dem Teufelskreis erarbeitet wird. Auch **Hypnose** ist bei vielen Patientinnen gut wirksam (s. Abschn. 7.4.3).

Ebenso können achtsamkeitsbasierte **Entspannungstechniken** helfen (s. Abschn. 7.4.3). Hier geht es zunächst darum, den Schmerz zu akzeptieren, was in weiterer Folge schrittweise unter anderem zu einer verminderten Wahrnehmung des Schmerzes und zu weniger Einschränkungen im alltäglichen Leben führt.

Die Daten zur **Akupunktur** sind uneinheitlich, viele Patientinnen berichten aber über gute Erfolge.

## 5.6 Enddarm

### 5.6.1 Schmerzen im Enddarmbereich

Dazu zählen Schmerzen im Bereich des Enddarms, für die sich in den Untersuchungen keine Gründe (zum Beispiel Entzündungen) finden.

Man kennt dabei länger anhaltende Schmerzen, die chronisch sind oder immer wieder auftreten. Man spricht hier vom funktionellen anorektalen Schmerz oder dem Levator-ani-Syndrom (hier kann der Schmerz bei der Untersuchung durch Zug auf einen bestimmten Muskel des Beckenbodens ausgelöst werden).

Im Gegensatz dazu dauern die Schmerzen bei der sogenannten Proctalgia fugax maximal 30 min. Dabei kommt es oft nur zu Sekunden bis Minuten lang anhaltenden Schmerzen im Enddarm. Glücklicherweise treten diese zumeist sporadisch und selten auf.

**Auswahl an möglichen sinnvollen Untersuchungen**

* Rektoskopie = Mastdarmspiegelung (Ausschluss von Tumoren, Entzündungen … [s. Abschn. 5.1])
* Defäkografie beziehungsweise andere Spezialuntersuchungen (Frage: Entleerungsstörung?)
* Schichtbildgebung (Computer-, Magnetresonanztomografie) des Beckens (Ausschluss von Tumoren, Abszessen …)
* Narkoseuntersuchung (Untersuchung bei entspannter Muskulatur ohne Schmerzen)

**Pathophysiologie: Was kann dahinterstecken?**
Die Schmerzen bei der Proctalgia fugax kommen vermutlich durch muskuläre Krämpfe zustande. Als Auslöser werden oft äußere Stressoren angegeben.

Auch beim Levator-ani-Syndrom werden muskuläre Krämpfe vermutet. Generell ist zu den Ursachen (wie beim funktionellen anorektalen Schmerz) noch einiges unklar – etwa, warum das Levator-ani-Syndrom zumeist linksseitig stärkere Schmerzen verursacht.

**Behandlungsmöglichkeiten**
Beschwerden des Mastdarms werden zumeist von spezialisierten Chirurginnen, den Proktologinnen, betreut. Auch hier ist eine vertrauensvolle Beziehung zu den Patientinnen sehr wichtig. So ist bei der Proctalgia fugax, da sie nur sporadisch auftritt, oft eine **Aufklärung** über das Symptom ausreichend.

Sollte eine medikamentöse Therapie erforderlich sein, so gibt es unterschiedliche Optionen. Man weiß etwa, dass durch **Salbutamol**, ein sogenanntes Sympathomimetikum (also ein Stoff, der über bestimmte Rezeptoren eine Sympathikusaktivierung bewirkt), die Dauer der Krämpfe verkürzt werden kann (s. Abschn. 7.5).

Werden psychosoziale Stressoren als Auslöser erkannt oder besteht eine Angsterkrankung oder Depression, die die Beschwerden triggert, können weitere Optionen zum Einsatz kommen: Diese reichen von **Antidepressiva** über das Erlernen von **Entspannungstechniken** (s. Abschn. 7.4.3) bis hin zur **Psychotherapie**.

Beim Levator-ani-Syndrom können muskelentspannende Medikamente wie **Diazepam** eingesetzt werden. Auch **Massagen** des Muskels oder **Sitzbäder** können Erfolg bringen (s. Abschn. 7.5).

Vor allem, wenn die Schmerzen mit einer Entleerungsstörung kombiniert sind, macht ein Therapieversuch mit **Biofeedback** Sinn (s. Abschn. 7.4.2).

## 5.6.2 Inkontinenz

Unter Stuhlinkontinenz versteht man den ungewollten Abgang von Stuhl.

**Auswahl an möglichen sinnvollen Untersuchungen**

* Ultraschall der Schließmuskeln (Frage: Muskeldefekt?), gegebenenfalls weitere Spezialuntersuchungen
* Neurologische Vorstellung (Frage: neurologische Grunderkrankung?)

**Pathophysiologie: Was kann dahinterstecken?**
Zumeist handelt es sich um eine Schwäche der Schließmuskulatur, die mehrere Gründe haben kann:

* Voroperation in der betroffenen Region
* Geburtsverletzung oder mehrfache vaginale Entbindungen
* Muskelschwäche im höheren Alter

* Nervenerkrankungen, zum Beispiel im Rahmen einer lange Jahre bestehenden Zuckerkrankheit

In manchen Fällen kann es auch zu einer verminderten Wahrnehmung der Mastdarmfüllung und des Stuhldrangs kommen.

### Behandlungsmöglichkeiten

Fäkale Inkontinenz zählt wohl zu den funktionellen Erkrankungen, die die Lebensqualität am stärksten beeinträchtigen kann und Auswirkungen auf viele Lebensbereiche inklusive des Sexuallebens hat. Auch hier kommt also der **Ärztin-Patientin-Beziehung** eine sehr hohe Bedeutung zu, weil es sich um ein Thema handelt, das als besonders schambesetzt gilt.

Da dünner Stuhl die Beschwerden üblicherweise verstärkt, sollte eine **Diarrhoe** entsprechend therapiert werden (s. Abschn. 5.5.1).

In manchen Fällen von Verstopfung können harte Stuhlknollen im (End-) Darm dazu führen, dass dünner Stuhl am Kotbrocken vorbeirinnt, wodurch es immer wieder zu wenig dünnflüssigen Stuhlabgaben kommt. Hier können auch **Ballaststoffe** (s. Abschn. 5.5.2) oder **Abführmittel** (s. Abschn. 7.5) zum Einsatz kommen.

Weiterhin können Physiotherapeutinnen mit speziellem **Beckenboden-training** oft zu guten Ergebnissen verhelfen. Außerdem ist **anorektales Bio-feedback** (s. Abschn. 7.4.2) eine sehr gute Therapieoption.

Daneben besteht die Möglichkeit, den Enddarm durch einen über den Anus verabreichten **Einlauf** mittels Klistier oder Irrigator zu reinigen und so für einige Stunden (teils auch den ganzen Tag) Sicherheit zu erlangen.

Schließlich gibt es auch verschiedene **chirurgische Möglichkeiten**. Mittlerweile erhalten einige Patientinnen einen Schrittmacher implantiert, der über feine Elektroden elektrische (nicht spürbare) Impulse an die Sakral-nerven (das Os sacrum ist das Kreuzbein und ein Teil des Beckens) abgibt, was unter anderem zu einer Verbesserung von Inkontinenz führen kann. Man spricht hier von **sakraler Neuromodulation (SNM)**. Die genaue Wirkungsweise ist interessanterweise noch nicht vollständig geklärt, die sakrale Neuromodulation hat aber unter anderem Effekte auf die zentrale Verarbeitung der Reize im Gehirn. Limitiert ist der Einsatz dieses „Becken-bodenschrittmachers" durch die recht hohen Kosten.

# Weiterführende Literatur

Abell, T. L., et al. (2008). Cyclic vomiting syndrome in adults. *Neurogastroenterology and motility: the official journal of the European Gastrointestinal Motility Society*, *20*(4), 269–284. https://doi.org/10.1111/j.1365-2982.2008.01113.x

Anton, C., et al. (2020). A review of the complex relationship between irritable bowel syndrome and infertility. *Medicina (Kaunas, Lithuania)*, *56*(11), 592. https://doi.org/10.3390/medicina56110592

Barba, E., et al. (2015). Abdominothoracic mechanisms of functional abdominal distension and correction by biofeedback. *Gastroenterology*, *148*(4), 732–739. https://doi.org/10.1053/j.gastro.2014.12.006

Battegay, E. (2013) Siegenthalers Differenzialdiagnose. Innere Krankheiten – vom Symptom zur Diagnose, 20. Aufl. Thieme: Stuttgart

Bharucha, A. E., & Lacy, B. E. (2020). Mechanisms, evaluation, and management of chronic constipation. *Gastroenterology*, *158*(5), 1232–1249.e3. https://doi.org/10.1053/j.gastro.2019.12.034

Bindernagel, D. et al. (2018) Schlüsselworte: Idiolektische Gesprächsführung in Therapie, Beratung und Coaching. Carl-Auer-Verlag: Heidelberg

Bittinger, M., et al. (2015). S2k-Leitlinie Gastroösophageale Refluxkrankheit. *Bayerisches Ärzteblatt 10*/2015, 488–195

Blondeau, K., et al. (2012). Baclofen improves symptoms and reduces postprandial flow events in patients with rumination and supragastric belching. *Clinical gastroenterology and hepatology: the official clinical practice journal of the American Gastroenterological Association*, *10*(4), 379–384. https://doi.org/10.1016/j.cgh.2011.10.042

Burri, E., et al. (2014). Mechanisms of postprandial abdominal bloating and distension in functional dyspepsia. *Gut*, *63*(3), 395–400. https://doi.org/10.1136/gutjnl-2013-304574

Cangemi, D. J., & Lacy, B. E. (2022). A practical approach to the diagnosis and treatment of abdominal bloating and distension. *Gastroenterology & hepatology*, *18*(2), 75–84

Chang, C. C., et al. (2010). Kiwifruit improves bowel function in patients with irritable bowel syndrome with constipation. *Asia Pacific journal of clinical nutrition*, *19*(4), 451–457

Chrona, E., et al. (2017). Anterior cutaneous nerve entrapment syndrome: management challenges. *Journal of pain research*, *10*, 145–156. https://doi.org/10.2147/JPR.S99337

Corazza, G. R., et al. (1996). Levosulpiride in functional dyspepsia: a multicentric, double-blind, controlled trial. *The Italian journal of gastroenterology*, *28*(6), 317–323

Daniluk, J., et al. (2022). The efficacy of Mebeverine in the treatment of irritable bowel syndrome – a systematic review. *Journal of clinical medicine, 11*(4), 1044. https://doi.org/10.3390/jcm11041044

Disney, B., & Trudgill, N. (2014). Managing a patient with excessive belching. *Frontline gastroenterology, 5*(2), 79–83. https://doi.org/10.1136/flgastro-2013-100355

Dittrich M., et al. (2010) Schaumzerstörung und Schaumverhinderung: Der Wirkmechanismus von Simeticon in vitro. *Journal für Gastroenterologische und Hepatologische Erkrankungen, 8*(3), 19–25

Drossman, D. A. et al. (2016) Rome IV – functional gastrointestinal disorders: disorders of gut-brain interaction, 4th ed. Rome Foundation: Raleigh, NC

Edmondstone, W. M. (1995). Cardiac chest pain: does body language help the diagnosis? *BMJ (Clinical research ed.), 311*(7021), 1660–1661. https://doi.org/10.1136/bmj.311.7021.1660

Etienney, I., et al. (2003). Non-steroidal anti-inflammatory drugs as a risk factor for acute diarrhoea: a case crossover study. *Gut, 52*(2), 260–263. https://doi.org/10.1136/gut.52.2.260

Fanaroff, A. C., et al. (2015). Does this patient with chest pain have acute coronary syndrome? The rational clinical examination systematic review. *JAMA, 314*(18), 1955–1965. https://doi.org/10.1001/jama.2015.12735

Felber, J., et al. (2022). Aktualisierte S2k-Leitlinie Zöliakie der Deutschen Gesellschaft für Gastroenterologie, Verdauungs- und Stoffwechselkrankheiten (DGVS). *Zeitschrift für Gastroenterologie, 60*(5), 790–856. https://doi.org/10.1055/a-1741-5946

Ford, A. C., et al. (2012). Effect of dyspepsia on survival: a longitudinal 10-year follow-up study. *The American journal of gastroenterology, 107*(6), 912–921. https://doi.org/10.1038/ajg.2012.69

Gabbard, S., & Vijayvargiya, S. (2019). Functional heartburn: an underrecognized cause of PPI-refractory symptoms. *Cleveland Clinic journal of medicine, 86*(12), 799–806. https://doi.org/10.3949/ccjm.86a.19006

Garza, A. A., et al. (2004). Exercise, antidepressant treatment, and BDNF mRNA expression in the aging brain. *Pharmacology, biochemistry, and behavior, 77*(2), 209–220. https://doi.org/10.1016/j.pbb.2003.10.020

Gray, G. C., et al. (2002). Self-reported symptoms and medical conditions among 11,868 Gulf War-era veterans: the Seabee Health Study. *American journal of epidemiology, 155*(11), 1033–1044. https://doi.org/10.1093/aje/155.11.1033

Griffin, K. M., et al. (2011). Sacral nerve stimulation increases activation of the primary somatosensory cortex by anal canal stimulation in an experimental model. *The British journal of surgery, 98*(8), 1160–1169. https://doi.org/10.1002/bjs.7536

Gröber, U. (2010) Mikronährstoffe. Metabolic Tuning – Prävention – Therapie, 3. Aufl. Wissenschaftliche Verlagsgesellschaft: Stuttgart

Gwee, K. A., et al. (1999). The role of psychological and biological factors in postinfective gut dysfunction. *Gut, 44*(3), 400–406. https://doi.org/10.1136/gut.44.3.400

Hausteiner-Wiehle, C. et al. (2018). Patientenleitlinie S3-Leitlinie. Funktionelle Körperbeschwerden verstehen und bewältigen. Eine Leitlinie für Betroffene und ihre Angehörige. AWMF-Reg.-Nr. 051-001. https://www.awmf.org/uploads/tx_szleitlinien/051-001p1_S3_Funktionelle_Koerperbeschwerden_2020-01.pdf. Zugegriffen: 15. Dezember 2022

Herold, G. et al. (2022) Innere Medizin. Köln

Huber F., Chmiel C., & Beise U. (2021) Thoraxschmerz. *Medix Guideline,* 1–9. https://www.medix.ch/media/gl_thoraxschmerz_2021_7.6.21_mh.pdf. Zugegriffen: 15. Dezember 2022

Jeyarajah, S., et al. (2010). Proctalgia fugax, an evidence-based management pathway. *International journal of colorectal disease, 25*(9), 1037–1046. https://doi.org/10.1007/s00384-010-0984-8

Knüsli, C., & Walter, M. (2013). Update – Gesundheitsrisiken durch ionisierende Strahlung in der medizinischen Diagnostik. *Therapeutische Umschau. Revue therapeutique, 70*(12), 746–751. https://doi.org/10.1024/0040-5930/a000474

Koop, H., Koprdova, S., & Schürmann, C. (2016). Chronic abdominal wall pain. *Deutsches Ärzteblatt international, 113*(4), 51–57. https://doi.org/10.3238/arztebl.2016.0051

Korn, F., Hammerich, S., & Gries, A. (2021). Cannabinoidhyperemesis als Differenzialdiagnose von Übelkeit und Erbrechen in der Notaufnahme. *Der Anaesthesist, 70*(2), 158–160. https://doi.org/10.1007/s00101-020-00850-2

Kouyanou, K., et al. (1998). A comparative study of iatrogenesis, medication abuse, and psychiatric morbidity in chronic pain patients with and without medically explained symptoms. *Pain, 76*(3), 417–426. https://doi.org/10.1016/S0304-3959(98)00074-8

Krammer, H., et al. (2009) Tabuthema Obstipation: Welche Rolle spielen Lebensgewohnheiten, Ernährung, Prä- und Probiotika sowie Laxanzien. Aktuel Ernaehr Med, 34: 38–46. https://doi.org/10.1055/s-2008-1067563

Langhorst, J., et al. (2013). Randomised clinical trial: a herbal preparation of myrrh, chamomile and coffee charcoal compared with mesalazine in maintaining remission in ulcerative colitis--a double-blind, double-dummy study. *Alimentary pharmacology & therapeutics, 38*(5), 490–500. https://doi.org/10.1111/apt.12397

Layer, P., et al. (2021). Update S3-Leitlinie Reizdarmsyndrom: Definition, Pathophysiologie, Diagnostik und Therapie. Gemeinsame Leitlinie der Deutschen Gesellschaft für Gastroenterologie, Verdauungs- und Stoffwechselkrankheiten (DGVS) und der Deutschen Gesellschaft für Neurogastroenterologie und Motilität (DGNM) – Juni 2021 – AWMF-Registriernummer: 021/016. *Zeitschrift für Gastroenterologie, 59*(12), 1323–1415. https://doi.org/10.1055/a-1591-4794

Levy, R. L., et al. (2001). Irritable bowel syndrome in twins: heredity and social learning both contribute to etiology. *Gastroenterology, 121*(4), 799–804. https://doi.org/10.1053/gast.2001.27995

Lewis, S. J., & Heaton, K. W. (1997). Stool form scale as a useful guide to intestinal transit time. *Scandinavian journal of gastroenterology, 32*(9), 920–924. https://doi.org/10.3109/00365529709011203

logopädieaustria – Berufsverband der österreichischen Logopädinnen und Logopäden. Tätigkeitsfelder. https://logopaedieaustria.at/taetigkeitsfeld. Zugegriffen: 11. August 2022

Madisch, A., et al. (2018). The diagnosis and treatment of functional dyspepsia. *Deutsches Ärzteblatt international, 115*(13), 222–232. https://doi.org/10.3238/arztebl.2018.0222

Malone, J. C., & Thavamani, A. (2022). Physiology, gastrocolic reflex. In *StatPearls*. StatPearls Publishing.

Manz, M., & Meier, R. (2008). Chronische Obstipation – Ursachen, Diagnostik und Therapie. *Gastroenterologie und Ernährung, 2,* 29–33

Marshall, J. K., et al. (2010). Eight year prognosis of postinfectious irritable bowel syndrome following waterborne bacterial dysentery. *Gut, 59*(5), 605–611. https://doi.org/10.1136/gut.2009.202234

Modi, R. M., et al. (2019). Implementation of a defecation posture modification device: impact on bowel movement patterns in healthy subjects. *Journal of clinical gastroenterology, 53*(3), 216–219. https://doi.org/10.1097/MCG.0000000000001143

Nourbakhsh, M., et al. (2019). Cannabinoid hyperemesis syndrome: reports of fatal cases. *Journal of forensic sciences, 64*(1), 270–274. https://doi.org/10.1111/1556-4029.13819

Pimentel, M., et al. (2020). ACG clinical guideline: small intestinal bacterial overgrowth. *The American journal of gastroenterology, 115*(2), 165–178. https://doi.org/10.14309/ajg.0000000000000501

Prakash Gyawali, C. (2010). Esophageal hypersensitivity. *Gastroenterology & hepatology, 6*(8), 497–500.

Pressestelle der Deutschen Gesellschaft für Gastroenterologie, Verdauungs- und Stoffwechselkrankheiten e. V. (DGSV) (2018). Teuer und sinnlos: DGVS rät von Stuhltests zur Analyse des Darm-Mikrobioms ab. Pressemitteilung DGSV, September 2018. https://www.dgvs.de/pressemitteilungen/teuer-und-sinnlos-dgvs-raet-von-stuhltests-zur-analyse-des-darm-mikrobioms-ab/. Zugegriffen: 15. Dezember 2022

Reid, S., et al. (2001). Medically unexplained symptoms – GPs' attitudes towards their cause and management. *Family practice, 18*(5), 519–523. https://doi.org/10.1093/fampra/18.5.519

Robert-Koch-Institut, Zentrum für Krebsregisterdaten (2021). Krebsarten (Stand: 29. November 2021). https://www.krebsdaten.de/Krebs/DE/Content/Krebsarten/krebsarten_node.html. Zugegriffen: 15. Dezember 2022

Rodiño-Janeiro, B. K., et al. (2018). A review of microbiota and irritable bowel syndrome: future in therapies. *Advances in therapy, 35*(3), 289–310. https://doi.org/10.1007/s12325-018-0673-5

Roenneberg, C., et al. (2018). S3-Leitlinie „Funktionelle Körperbeschwerden". AWMF-Reg.-Nr. 051-001. https://www.awmf.org/uploads/tx_szleitlinien/051-001l_S3_Funktionelle_Koerperbeschwerden_2018-11.pdf. Zugegriffen: 15. Dezember 2022

Roenneberg, C., Sattel, H., Schaefert, R., Henningsen, P., & Hausteiner-Wiehle, C. (2019). Functional somatic symptoms. *Deutsches Arzteblatt international, 116*(33-34), 553–560. https://doi.org/10.3238/arztebl.2019.0553

Roesch W., & Hotz J. (2000). Volkskrankheit Sodbrennen: Therapieoptimierung mit Protonenpumpenhemmern. *Dt Ärztebl 97 (40)*: A 2617–2618. https://www.aerzteblatt.de/pdf.asp?id=24475. Zugegriffen: 15. Dezember 2022

Sammet S. (2016). Magnetic resonance safety. *Abdominal radiology (New York), 41*(3), 444–451. https://doi.org/10.1007/s00261-016-0680-4

Santonicola, A., et al. (2019). Eating disorders and gastrointestinal diseases. *Nutrients, 11*(12), 3038. https://doi.org/10.3390/nu11123038

Schmiedel, K. (2019). Nebenwirkung Durchfall. Richtig behandeln bei arzneimittelinduzierter Diarrhoe. *DAZ, 45*, 34

Schröder, H. (2016). Das Nocebophänomen: Wie Kommunikation krank machen kann. Erfahrungsheilkunde, 65(02): 84–89. https://doi.org/10.1055/s-0042-101400

Shaukat, A., et al. (2021). ACG clinical guidelines: colorectal cancer screening 2021. *The American journal of gastroenterology, 116*(3), 458–479. https://doi.org/10.14309/ajg.0000000000001122

Stapel, S. O., et al (2008). Testing for IgG4 against foods is not recommended as a diagnostic tool: EAACI Task Force Report. *Allergy, 63*(7), 793–796. https://doi.org/10.1111/j.1398-9995.2008.01705.x

Storr, M. (2022). Diagnostik und Therapie von Störungen der Darmbarriere. Zertifizierte CME-Fortbildung. Landesärztekammer (LÄK) Hessen. https://www.arztcme.de/kurse/diagnostik-und-therapie-von-stoerungen-der-darmbarriere/. Zugegriffen: 14. Dezember 2022

Sullivan S. N. (2012). Functional abdominal bloating with distention. *ISRN gastroenterology, 2012*, 721820. https://doi.org/10.5402/2012/721820

Takano, S., & Sands, D. R. (2016). Influence of body posture on defecation: a prospective study of "The Thinker" position. *Techniques in coloproctology, 20*(2), 117–121. https://doi.org/10.1007/s10151-015-1402-6

Tilg, H. (2018). Management der funktionellen Dyspepsie. *Österreichische Ärztezeitung, 11*, 24–31

Tracey, I., & Mantyh, P. W. (2007). The cerebral signature for pain perception and its modulation. *Neuron, 55*(3), 377–391. https://doi.org/10.1016/j.neuron.2007.07.012

Vecchio, L. M., et al. (2018). The neuroprotective effects of exercise: maintaining a healthy brain throughout aging. *Brain plasticity (Amsterdam, Netherlands)*, *4*(1), 17–52. https://doi.org/10.3233/BPL-180069

Villoria, A., et al. (2006). Physical activity and intestinal gas clearance in patients with bloating. *The American journal of gastroenterology*, *101*(11), 2552–2557. https://doi.org/10.1111/j.1572-0241.2006.00873.x

Vith U., et al. (2017). Deutsche Gesellschaft für Phoniatrie und Pädaudiologie. 34. Wissenschaftliche Jahrestagung der Deutschen Gesellschaft für Phoniatrie und Pädaudiologie (DGPP), Dreiländertagung D-A-CH. Bern, Schweiz, 14.–17.09.2017. Düsseldorf: German Medical Science GMS Publishing House. DocV4. https://doi.org/10.3205/17dgpp04

Waldmann, E., et al. (2021) Empfehlungen der ÖGGH zur Darmkrebsvorsorge und Nachsorge nach koloskopischer Polypektomie – Update 2021. *J. Gastroenterol. Hepatol. Erkr.* 19, 105–109. https://doi.org/10.1007/s41971-021-00117-6

Worm, M., et al. (2021). Update of the S2k guideline on the management of IgE-mediated food allergies. *Allergologie select*, *5*, 195–243. https://doi.org/10.5414/ALX02257E

Zhou, Q., et al. (2019). Randomised placebo-controlled trial of dietary glutamine supplements for postinfectious irritable bowel syndrome. *Gut*, *68*(6), 996–1002. https://doi.org/10.1136/gutjnl-2017-315136

# 6

# Placebo und Nocebo

**Trailer**

Der Placeboeffekt beschreibt eine durchschnittliche Verbesserung von Beschwerden durch eine Scheinintervention oder ein Scheinmedikament, der Noceboeffekt die schädlichen Effekte.

Zugrunde liegen diesen Phänomenen nicht bloße Einbildung, sondern nachweisbare Veränderungen im Körper.

Der Placeboeffekt sollte bei medizinischen Therapien genutzt werden. So steigt die Wahrscheinlichkeit auf ein Therapieansprechen, wenn ärztliche Gespräche in Ruhe stattfinden oder Patientinnen genau über die Wirkungsweise einer Therapie informiert werden.

Auch individuelle Überzeugungen können großen Einfluss auf unsere Gesundheit haben.

Um einiges, was in Kap. 7 erwähnt werden wird, besser verstehen zu können, möchte ich nun noch ein wenig ausholen und zwei wichtige Phänomene in der Medizin ein wenig näher beleuchten.

> Der **Placeboeffekt** beschreibt eine durchschnittliche Verbesserung von Beschwerden durch eine Scheinintervention oder ein Scheinmedikament; sein „böser Bruder", der **Noceboeffekt**, die schädlichen Effekte.

In Medikamentenzulassungsstudien ist das Studiendesign zumeist so gewählt, dass es zwei Gruppen von Teilnehmenden gibt: eine, die den Wirkstoff erhält, und eine, die ein optisch gleiches Scheinmedikament, das Placebo, erhält. Kommt es in der Placebogruppe zu gesundheitlichen Verbesserungen, ist dies

E. Schartner, *So klappt's mit der Verdauung*, https://doi.org/10.1007/978-3-662-66434-6_6

auf den natürlichen Verlauf einer Erkrankung und den Placeboeffekt zurück-zuführen. Die verantwortliche Pharmafirma erhofft sich aber einen weiteren Effekt, nämlich den, der auf den getesteten Wirkstoff zurückzuführen ist und den es daher nur in der „Verumgruppe" gibt. Mit Nocebos verhält es sich genauso, allerdings was die Nebenwirkungen betrifft.

Die Placeboraten werden in Studien zum Reizdarm im Durchschnitt mit um die 40 % angegeben. Das ist sehr viel, aber nur wenig mehr als etwa in Studien zur Colitis ulcerosa, in denen man Raten von 20 bis 30 % findet. Insgesamt werden in der Literatur Placeboraten bis zu 85 % beschrieben. Der Placeboeffekt kann allerdings schon durch das Studiendesign beeinflusst werden: Zum Beispiel fällt er in Abhängigkeit vom gewählten Endpunkt unterschiedlich aus, indem etwa objektivierbare Daten wie Laborwerte oder von Patientinnen selbst berichtete, subjektive Wahrnehmungen heran-gezogen werden. So vergrößert sich der Placeboeffekt auch, wenn Studien-teilnehmerinnen nicht in demselben Verhältnis (1:1) Verum- oder Placebogruppen zugeteilt werden, sondern der größere Teil das Verum erhält, und zwar allein dadurch, dass Patientinnen es natürlich für wahr-scheinlicher halten, das echte Medikament zu erhalten.

> In Studien versucht man, den Placeboeffekt zu minimieren, indem man bei-spielsweise darauf achtet, dass der Kontakt zwischen Ärztinnen und Pro-bandinnen möglichst kurz ist.

Ganz im Gegensatz dazu müssen wir, die in Gesundheitsberufen arbeiten, **im medizinischen Alltag alles daran setzen, den Placeboeffekt best-möglich zu nutzen.** Dazu ist es beispielsweise sehr zweckdienlich, den erwünschten Effekt eines verschriebenen Medikaments genau zu erklären. So bewirkt beim Verabreichen einer Schmerzmittelinfusion allein die Information, dass es sich um ein schmerzlinderndes Medikament handelt, eine stärkere Schmerzreduktion, als wenn das Mittel wortlos verabreicht wird.

Doch den Placeboeffekt gibt es nicht nur bei Medikamenten. So gibt es auch Studien zu „Scheinoperationen", zum Beispiel Kniearthroskopien, mit teilweise beeindruckenden Ergebnissen in der Placebogruppe.

Der Placeboeffekt ist wesentlich besser erforscht als der Noceboeffekt. Grundlegend sind dabei eine Erwartungshaltung und eine Konditionierung. Das Paradebeispiel von Konditionierung kennen Sie vielleicht noch aus dem Psychologieunterricht.

Der Physiologe Iwan Pawlow gab seinem Hund Futter, während ein Glockenton zu hören war. Dem Hund rann in freudiger Erwartung seines Mahls das Wasser im Maul zusammen. Nachdem dieser Vorgang in gleicher Weise mehrere Mal wiederholt worden war, begann der Hund schließlich, lediglich auf den Glockenton mit vermehrter Speichelbildung zu reagieren.

Über Konditionierung wirkt ein Placebo sogar dann, wenn die Betroffenen aufgeklärt werden, dass es sich um ein Placebo handelt. Es gibt Vermutungen, dass im Sport auf diese Weise gedopt wird, weil man einen guten Teil der Wirkung einer Substanz erzielen kann, ohne dass diese in Blut- oder Harnproben nachgewiesen werden kann.

Neben einer gewissen genetischen Disposition, die es manchen Menschen ermöglicht, besser auf den Placeboeffekt anzusprechen als anderen, haben frühere Erfahrungen („mit diesem Antibiotikum ist mein Harnwegsinfekt vor einem Jahr innerhalb von 2 h verschwunden") einen sehr großen Einfluss. Der Placeboeffekt ist ebenfalls stärker ausgeprägt, wenn Patientinnen davon überzeugt sind, selbst Einfluss auf das Geschehen zu haben. So gab es vor mehr als 30 Jahren eine Untersuchung, in der die Auswirkungen bestimmter Medikamente (sogenannter Betablocker) auf den weiteren Krankheitsverlauf bei Personen untersucht wurden, die einen Herzinfarkt erlitten hatten. Dabei war die Sterblichkeit bei jenen Teilnehmenden deutlich geringer, die die Medikation regelmäßig einnahmen, und zwar sowohl in der Gruppe, die den Betablocker einnahm, als auch in der, die das Placebo erhielt.

## 6.1 Booster für den Placeboeffekt

1. **Gelassene Patientinnen** sprechen besser auf Therapien an. Daher sollte im Gesundheitssystem darauf geachtet werden, eine möglichst angst- und stressfreie Atmosphäre zu schaffen. Wir als Gesundheitsdienstleisterinnen brauchen daher Zeit für das ärztliche Gespräch, um Sachverhalte in Ruhe erklären zu können, Ängste ansprechen (und hoffentlich mildern) zu können und dazu zu motivieren, den therapeutischen Weg, der gemeinsam eingeschlagen wurde, auch weiter zu gehen.
2. Verschreiben Ärztinnen Medikamente, so steigt übrigens die Wahrscheinlichkeit für den Therapieerfolg, wenn die **Verschreiberinnen begeistert, mitfühlend, humorvoll und sicher** agieren sowie von der Sinnhaftigkeit der Therapie überzeugt sind.

3. Eine Behandlung **direkt im Krankenhaus** oder in der **Arztpraxis** wirkt besser als zu Hause.

4. Die **Eigenschaften der Medikamente** abseits ihrer Biochemie haben ebenfalls einen Einfluss auf die Wirkstärke: Zwei Tabletten wirken besser als eine, bittere besser als süße, Kapseln besser als Dragees und Spritzen besser als Kapseln. Teure Medikamente sind effektiver als billige (und das „Original" besser als das Generikum), und auch der Name des Präparats hat einen Einfluss. Daher ist es auch durchaus sinnvoll, ein einmal gut vertragenes und wirkungsvolles Medikament nicht gleich gegen ein günstigeres, wirkstoffgleiches Präparat auszutauschen – vorausgesetzt, die Krankenkassen bezahlen es auch.

5. Doch auch **kulturelle Faktoren** machen Unterschiede: So wirken etwa im Großteil von Europa Schlaftabletten am besten, wenn sie blau sind – nur Italiener fühlen sich davon eher angeregt und präferieren eine orangefarbene Schlafmedikation.

> Placebo- und Noceboeffekt wirken über ein kompliziertes Zusammenspiel von Nerven-, Hormon- und Immunsystem.

6. Auch im Gehirn konnten entsprechende Veränderungen nachgewiesen werden. So führt **placebovermittelte Schmerzstillung** zu Veränderungen des körpereigenen Opioid- und Cannabinoidsystems. Hierbei handelt es sich um Stoffe, die – künstlich hergestellt – auch einen hohen Stellenwert in der Schmerztherapie haben.

## 6.2  Noceboeffekt

Beim Noceboeffekt kann es unter anderem zur Ausschüttung des Hormons Cholecystokinin (CCK) kommen. Wenn Sie das Buch aufmerksam gelesen haben, so ist Ihnen dieser Name bereits untergekommen. Es fördert unter anderem die Ausscheidung von Enzymen der Bauchspeicheldrüse. Über die Wirkung im Gehirn kann es aber zu angst- oder nocebovermittelten Schmerzen führen.

Auch eigene Überzeugungen haben wesentlichen Einfluss auf unsere Gesundheit: In den 1960er-Jahren wurden im Rahmen der bekannten Framingham-Studie Hunderte Frauen mit gesunden Herzkranzgefäßen interviewt. Nach vielen Jahren schaute man sich an, wie viele dieser Frauen später einen Herzinfarkt erlitten hatten oder aufgrund von Durchblutungsproblemen des Herzens verstorben waren. Dabei fand man unter anderem heraus, dass jene Frauen, die schon zu Beginn davon überzeugt waren, zu Herzerkrankungen zu neigen, fast vier Mal so häufig an einer Herzerkrankung verstarben als der Rest. Die üblichen Risikofaktoren für Durchblutungsstörungen wie hoher Blutdruck, Rauchen oder Zuckerkrankheit waren dabei „herausgerechnet" worden.

Für uns Ärztinnen gilt es hinsichtlich des Noceboeffekts, im Gespräch mit Patientinnen darauf zu achten, die möglichen schädlichen Auswirkungen, die unsere Worte haben können, auf ein Minimum zu reduzieren – etwa in Aufklärungsgesprächen vor notwendigen Eingriffen. So wurde beispielsweise gezeigt, dass die Hälfte der Patientinnen nach einer Lumbalpunktion („Kreuzstich" zu Diagnosezwecken) Kopfschmerzen bekam, wenn eine Aufklärung darüber erfolgt war. Kannten die Patientinnen diese mögliche Nebenwirkung nicht, litt nur ein Zehntel an Kopfweh. Der Grat zwischen ausreichend guter Aufklärung und „Panikmache" ist teilweise sehr schmal, und es bedarf sicher eines gewissen Fingerspitzengefühls und einiger Erfahrung durch die aufklärende Person.

> Wir können uns gar nicht oft genug ins Bewusstsein rufen, dass Worte, die aus dem Mund von einer Person kommen, der ein gewisses Fachwissen zugeschrieben wird, besondere Bedeutung haben.

So hat schon der bekannte Kardiologe und Nobelpreisträger, Bernard Lown (2013), in seinem tollen Buch *Die verlorene Kunst des Heilens* geschrieben: „Worte sind das mächtigste Werkzeug, über das ein Arzt verfügt." Dem möchte ich nur hinzufügen, dass dies für Ärztinnen genauso gilt.

## Weiterführende Literatur

Benedetti, F., Pollo, A., & Colloca, L. (2007). Opioid-mediated placebo responses boost pain endurance and physical performance: is it doping in sport competitions? *The Journal of neuroscience : the official journal of the Society for Neuroscience, 27*(44), 11934–11939. https://doi.org/10.1523/JNEUROSCI.3330-07.2007

Eaker, E. D., Pinsky, J., & Castelli, W. P. (1992). Myocardial infarction and coronary death among women: psychosocial predictors from a 20-year follow-up of women in the Framingham Study. *American journal of epidemiology, 135*(8), 854–864. https://doi.org/10.1093/oxfordjournals.aje.a116381

Enck, P., Benedetti, F., & Schedlowski, M. (2008). New insights into the placebo and nocebo responses. *Neuron, 59*(2), 195–206. https://doi.org/10.1016/j.neuron.2008.06.030

Enck, P et al. (2013). The placebo response in medicine: minimize, maximize or personalize? *Nature reviews. Drug discovery, 12*(3), 191–204. https://doi.org/10.1038/nrd3923

Frieling, T. et al. (2017) Neurogastroenterologie. De Gruyter: Berlin/Boston

Hansen, E., Zech, N., & Meissner, K. (2017). Placebo und Nocebo: Wie einsetzen bzw. vermeiden? *Der Internist, 58*(10), 1102–1110. https://doi.org/10.1007/s00108-017-0294-0

Jonas, W. B., et al. (2015). To what extent are surgery and invasive procedures effective beyond a placebo response? A systematic review with meta-analysis of randomised, sham controlled trials. *BMJ open, 5*(12), e009655. https://doi.org/10.1136/bmjopen-2015-009655

Lown, B. (2013). Die verlorene Kunst des Heilens. Anleitung zum Umdenken, 12. Aufl. Suhrkamp: Stuttgart

Moseley, J. B., et al. (2002). A controlled trial of arthroscopic surgery for osteo-arthritis of the knee. *The New England journal of medicine, 347*(2), 81–88. https://doi.org/10.1056/NEJMoa013259

Schmid, G.B. (2010). Selbstheilung durch Vorstellungskraft. Springer: Wien

Schneider, R. (2011). Placebo in der Medizin. Herausgegeben von der Bundes-ärztekammer auf Empfehlung ihres Wissenschaftlichen Beirats. Köln: Deutscher Ärzteverlag

Schröder, H. (2016). Das Nocebophänomen: Wie Kommunikation krank machen kann. Erfahrungsheilkunde, 65(02): 84-89. https://doi.org/10.1055/s-0042-101400

Wenninger, G. (2000). Lexikon der Psychologie. Pawlow, Iwan Petrowitsch https://www.spektrum.de/lexikon/psychologie/pawlow-iwan-petrowitsch/11267. Zugegriffen: 05. August 2022

# 7

# Wieder besser fühlen mit DGBI

**Trailer**

Nach der Diagnose von Störungen der Darm-Hirn-Interaktion („disorders of gut-brain interaction", DGBI) stehen unterschiedliche Therapieoptionen zur Verfügung.

Neben Medikamenten finden sich diätologische Möglichkeiten, psychologische Verfahren, Bewegungstherapie, aber auch weniger bekannte Optionen wie Biofeedback.

Da Menschen individuell unterschiedlich auf Interventionen reagieren, braucht es oft eine Sicherheit gebende, vertrauensvolle ärztliche Begleitung, um gemeinsam den therapeutischen Weg zu finden, der am besten geeignet ist.

Auch mit konkreten Übungen und Anregungen, um etwa die Aufmerksamkeitslenkung (die zu Therapiebeginn oft stark auf die Beschwerden gerichtet ist) günstiger zu gestalten, lässt sich oft ein guter Erfolg erzielen.

**Therapieoptionen bei DGBI**

- Medikamente
- Ernährungsumstellung
- Psychologische Verfahren
- Bewegungstherapie
- Biofeedback

© Der/die Autor(en), exklusiv lizenziert an Springer-Verlag GmbH, DE, ein Teil von Springer Nature 2023
E. Schartner, *So klappt's mit der Verdauung*, https://doi.org/10.1007/978-3-662-66434-6_7

## 7.1    Allgemeines zur Therapie

Wurde nun irgendwann die Diagnose DGBI gestellt, geht es in der Folge darum, sich Gedanken über die Therapiemöglichkeiten zu machen.

Generell gelingt es in der Schulmedizin in einigen Fällen, Erkrankungen kausal zu therapieren, das heißt, „das Problem an der Wurzel zu packen", indem etwa ein eitriger Zahn gezogen oder ein entartetes Muttermal entfernt wird.

Sehr häufig therapiert die Medizin auf eine Weise, die einem linearen Denken entspricht. Das bedeutet, dass einer bestimmten Ursache eine bestimmte Wirkung zugeschrieben wird.

> **Beispiel**
>
> Frau Furor leidet unter erhöhten Blutdruckwerten. Von ihrer Hausärztin erhält sie ein Blutdruckmedikament verschrieben, das von Frau Furor von da an regelmäßig eingenommen wird. Schon nach kurzer Zeit normalisieren sich die Werte der Patientin.

Dies ist sehr oft erfolgreich, obwohl es sich wie in diesem Beispiel zumeist nicht mehr um eine kausale Therapie handelt. Niemand leidet aufgrund eines Mangels an Blutdruckmitteln unter Bluthochdruck.

Auch bei funktionellen Erkrankungen ist so ein Lösungsversuch oft sinnvoll, beispielsweise indem man bei Bauchkrämpfen entkrampfende Medikamente verschreibt. Gelegentlich kann auch die Beschwerdeursache direkt behoben werden, zum Beispiel indem bei Verstopfungsneigung der Ernährung Ballaststoffe hinzugefügt werden.

### Der Mensch ist keine Maschine

Der Mensch ist allerdings ein Lebewesen – und reagiert damit auf äußere Faktoren üblicherweise nicht nach klar vorhersehbaren Regeln. Lebewesen sind eben keine „trivialen Maschinen" (wie es der österreichische Physiker und Philosoph Heinz von Förster genannt hat).

Schauen wir uns eine solche Maschine – frei nach einem Beispiel von Fritz Simon (2015) – in Form eines Getränkeautomaten an: Drückt man bei diesem zum Beispiel Knopf A, so erhalten wir eine Flasche Cola, bei Knopf B Zitronenlimonade, bei Knopf C Eistee und so weiter. Jedem Knopf ist eine klar vorhersagbare Funktion zugeordnet. Schlimmstenfalls bekommen wir (sollte das Gerät kaputt oder leer beziehungsweise die

Stromversorgung unterbrochen sein) kein Getränk. Ist jedem Knopf weiterhin die gleiche Funktion (also das gleiche Getränk) zugeordnet, so kann es
aber nicht passieren, dass wir nach Druck auf Knopf A Eistee erhalten, nach
Betätigung des Knopfes B eine halb volle Flasche mit einem Gemisch aus
Cola, Zitronenlimonade und Orangensaft oder wir gar nach dem Drücken
von Knopf C von einer ausfahrenden Gummifaust in die Magengrube
geboxt werden (Abb. 7.1).

Menschen sind – glücklicherweise – wesentlich komplexere Gebilde als
Getränkeautomaten. Wenn Sie sich den Inhalt aus Kap. 3 in Erinnerung
rufen, dann bekommen Sie eine Ahnung davon, wie viele unterschiedliche
Organsysteme (Nerven, Hormone, Mikrobiom) im Körper miteinander in
Beziehung stehen und aufeinander einwirken. Die Komplexität wird aber
noch weiter erhöht: Unser Körper steht wiederum unter dem Einfluss (und
vice versa) von Mitmenschen, den verschiedensten Umwelten und natürlich
der Psyche mit allen Erinnerungen, Vorerfahrungen etc.

Das heißt auch, dass der Einfluss von Interventionen (wie die Ver-
abreichung eines Medikaments) nicht klar vorhersagbar ist und individuell
unterschiedlich sein kann.

Für eine einzelne Person ist vorher nicht klar, wie die Wirkung eines
Medikaments oder einer bestimmten nicht-medikamentösen Therapie sein
wird. Genauso verhält es sich mit möglichen Nebenwirkungen.

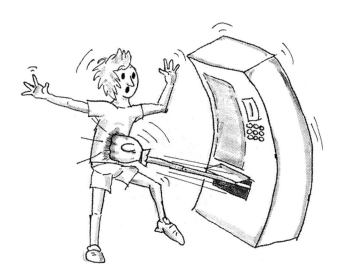

**Abb. 7.1**  Der wildgewordene Getränkeautomat

**Beispiel**

Frau Furor ist mit der Entwicklung ihres Blutdrucks sehr zufrieden und gibt ihrer Schwester, die in den letzten beiden Wochen auch erhöhte Werte gemessen hat, einige Tabletten zur Einnahme mit. Tatsächlich normalisieren sich auch deren Werte. Im Gegensatz zu Frau Furor leidet die Schwester aber offenbar als Nebenwirkung der Pillen unter geschwollenen Beinen. Kaum hat die Schwester einen wichtigen beruflichen Termin, aufgrund dessen sie in den letzten Wochen sehr nervös war und kaum schlafen konnte, erfolgreich hinter sich gebracht, klagt sie über starke Müdigkeit und Erschöpfung. Die Blutdruckwerte sind nun sehr niedrig.

Zwei Tage, nachdem sie die Einnahme der Blutdruckmedikamente beendet hat, fühlt sie sich wieder wohl. Auch die Beine sind wieder schlank.

Wenn wir uns vor Augen führen, welche Interaktionen bei der Therapie mehr oder weniger relevant sind, wird vermutlich klar, dass recht häufig ein differenzierteres Vorgehen Sinn ergibt. Es kann auch vorkommen, dass unterschiedliche Therapien angewendet werden müssen, bis ein Zustand eintritt, mit dem Erkrankte gut leben können.

**Den Menschen als Ganzes ansehen**

Wir wissen, dass sich die Neigung zum Katastrophisieren (also tendenziell vom Schlechtesten auszugehen), eine vermehrte Wachsamkeit oder auch eine auf die Beschwerden bezogene Ängstlichkeit ungünstig auf den Verlauf von DGBI auswirken – dementsprechend gibt es auch Therapien, die hier auf eine Verbesserung abzielen, in erster Linie sind dies die nicht-medikamentösen Ansätze.

Auch ein Hang zur Somatisierung ist damit verknüpft, öfter Dienste des Gesundheitssystems in Anspruch zu nehmen, unter einer schlechteren Lebensqualität zu leiden oder auf Medikamente weniger gut anzusprechen.

Unter Somatisierung versteht man die Neigung, Beschwerden auf rein körperliche Ursachen zurückzuführen und äußere Faktoren oder Vorerfahrungen außer Acht zu lassen (Abb. 7.2).

Insofern kann man es schon als Therapie bezeichnen, wenn man beginnt, sich mit den möglichen Ursachen der Beschwerden auseinanderzusetzen (beispielsweise indem man dieses Buch liest). Doch auch wir Ärztinnen müssen uns an die eigene Nase fassen und Betroffene darin unterstützen,

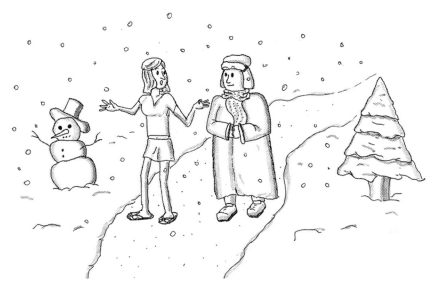

„Ich glaube, mit meiner Schilddrüse stimmt was nicht.
Mir ist einfach ständig kalt!"

**Abb. 7.2** Extremform einer Somatisierung

eine „biopsychosoziokulturelle" Sichtweise zu entwickeln, also Folgendes im Hinterkopf zu behalten:

> Gesundheit und Krankheit sind das Resultat unterschiedlicher körperlicher, psychischer, sozialer und kultureller Einflüsse.

Und das gilt – wenn man es genau nimmt – nicht nur für funktionelle Erkrankungen, sondern für alle Krankheiten. Zumindest ist mir bis jetzt keine Krankheit eingefallen, für die diese Betrachtungsweise falsch wäre. Auch für operative Fächer, in denen ein gewisses mechanistisches Denken manchmal durchaus Sinn ergibt, hat es Relevanz. So ist zum Beispiel bekannt, dass psychosozialer Stress (wie er im Rahmen einer Prüfungsvorbereitung auftritt) die Wundheilung deutlich verlangsamen kann.

Das heißt, Ärztinnen sollten von Beginn an unterschiedliche Einflussfaktoren auf die Beschwerden im Auge haben. Und nicht erst dann, wenn

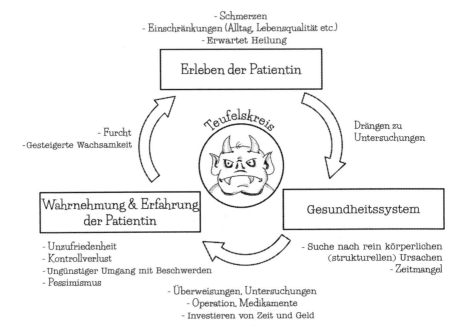

**Abb. 7.3** Teufelskreis. (Nach Chang 2020)

zahlreiche Untersuchungen unauffällig waren, damit beginnen, andere Ursachen als rein körperliche in Erwägung zu ziehen.

**Vertrauen schaffen**

Da eben auch die sogenannte krankheitsbezogene Ängstlichkeit und eine Überaufmerksamkeit den Beschwerden gegenüber dafür verantwortlich sind, dass Betroffene schwer aus dem Teufelskreis (Abb. 7.3) finden, in den sie geraten sind, ist es sehr wichtig, dass Sie eine medizinische Betreuungsperson finden, die sich für Sie Zeit nimmt und der Sie vertrauen!

Für die Zukunft ist zu hoffen, dass auch die Krankenkassen dieses zu Beginn zeitintensivere (aber effektivere) Vorgehen unterstützen.

## 7.2    Die Zusammenarbeit mit Ihrer Ärztin

Viele Menschen, die unter funktionellen Beschwerden leiden, haben schlechte Erfahrungen gemacht, wenn sie Kontakt mit dem Gesundheitssystem hatten.

Das liegt sicher daran, dass durch zunehmende Spezialisierung in der Medizin der „Blick auf das Ganze" verloren gehen kann. Außerdem haben Ärztinnen, wie viele von Ihnen sicher schon erlebt haben dürften, immer weniger Zeit dazu, sich um Menschen zu kümmern, weil der administrative Aufwand kontinuierlich größer wird. So wird etwa in Deutschland einer Untersuchung zufolge die Patientin durchschnittlich bereits nach einer Redezeit von 11 bis 24 s zum ersten Mal unterbrochen.

Ein weiterer Faktor ist vermutlich die Tatsache, dass in Studium und Fortbildungen funktionellen Störungen trotz ihrer Relevanz kein großer Stellenwert eingeräumt wird und sich einige Ärztinnen unsicher bei der Diagnostik und der Therapie dieser Erkrankungen fühlen.

In vielen Gesundheitssystemen ist es außerdem so, dass diagnostische Maßnahmen wie Labortests, Ultraschalluntersuchungen oder eine Darmspiegelung um ein Vielfaches besser bezahlt werden als ein ausführliches ärztliches Gespräch.

Das alles gipfelt schließlich oft darin, dass Betroffene zwar irgendwann eine dicke Befundmappe mit zumeist unauffälligen Befunden angesammelt haben, aber auch oft nach Jahren keine Antworten auf die Fragen erhalten haben, welche Krankheit nun eigentlich die deutlich spürbaren Beschwerden verursacht und was man dagegen tun kann.

Ein sehr wesentlicher Eckpfeiler in der Therapie funktioneller Beschwerden besteht daher darin, sich eine Ärztin zu suchen, die man als „Verbündete" sehen kann, zu der man eine gute Vertrauensbasis hat und mit der eine konstruktive Zusammenarbeit „auf Augenhöhe" stattfinden kann.

> Um die für Sie passende Ärztin oder Praxis zu finden, können Sie sich im Idealfall im Bekanntenkreis nach persönlichen Empfehlungen umhören. Selbsthilfegruppen oder Internetforen wären weitere Möglichkeiten.

Mit Ihrer Ärztin werden Sie vermutlich eine längere Zusammenarbeit eingehen. Sie wird Ihnen wahrscheinlich nicht nur Medikamente empfehlen, sondern in weiterer Folge auch, wenn für Sie passend, die Vorstellung bei anderen Gesundheitsberufen vorschlagen (Diätologie, Psychotherapie, Physiotherapie …) oder Ihnen zu weiteren Maßnahmen (Erlernen einer Entspannungstechnik, Sport …) raten. Umgekehrt werden Sie mit ihr besprechen, wie sich diese weiteren Maßnahmen auf Ihr Wohlbefinden auswirken, sodass man gemeinsam den passenden Weg für Sie findet.

Da Erkrankte vor dem ärztlichen Gespräch oft schon befürchten, dass ihnen wenig Zeit gewidmet wird, können diese ziemlich unter Druck geraten. Sie überlegen sich schon vor der Konsultation, wie sie ihre Beschwerden möglichst kurz und prägnant schildern können und tun dies dann im Gespräch eher nicht in eigenen Worten, sondern oft mit Fachvokabular oder indem sie die Beschwerden bereits Organen zuordnen.

Dass das manchmal nach hinten losgehen kann, möchte ich mit einem Beispiel verdeutlichen:

> **Beispiel**
>
> Frau Dolor hat immer wieder Bauchschmerzen. Sie sucht eine Arztpraxis auf und berichtet dort: „Mir tut ständig mein Magen weh!" Rasch erhält sie einen Termin für eine Magenspiegelung, die einen unauffälligen Befund ergibt. So lebt sie weiter mit den Beschwerden. Über die nächsten Jahre sucht sie aber noch zwei weitere Male ärztliche Hilfe auf – und unterzieht sich dadurch zwei weiteren (unauffälligen) Magenspiegelungen.
>
> Als Frau Dolor einige Jahre nach der ersten Untersuchung einer befreundeten Ärztin von ihren Magenschmerzen erzählt, bittet diese sie, die Stelle zu zeigen, die schmerzt. Sie deutet auf die Region um und unterhalb des Nabels. Es handelt sich also um eine Lokalisation, die mit an Sicherheit grenzender Wahrscheinlichkeit gar nicht dem Magen zugeordnet werden kann.

So eine Fehlkommunikation ist natürlich für beide Seiten – Patientinnen und Ärztinnen – extrem frustrierend und ineffektiv.

Trotz der teils sehr knappen Zeitressourcen ist es aber auch von medizinischer Seite aus langfristig gesehen wesentlich sinnvoller, sich Beschwerden genau schildern zu lassen, also nachzufragen, wo genau die Schmerzen sind oder was genau Durchfall für Patientinnen bedeutet. Letzteres ist beispielsweise für manche Menschen einmal täglich breiiger Stuhl – während Personen, die es gewohnt sind, sich acht Mal am Tag dünnflüssig zu entleeren, es als normal bezeichnen würden, wenn sie vier Mal am Tag Brei absetzen.

Dabei können wir Ärztinnen durchaus aus sehr blumigen und bildhaften Schilderungen gute Schlüsse ziehen, in welche Richtung wir weiter überlegen sollten, wie folgende Beispiele zeigen:

* „Nach dem Essen fühlt es sich an, als läge ein Stein im Bauch." → Es kommt zu einer (zu) langsamen Entleerung des Magens.
* „Der Stuhl schaut aus wie Wasser." → Dies ist ein sehr starker Hinweis darauf, dass der Durchfall *nicht* funktionell bedingt ist, sondern eine Erkrankung vorliegt, die anders behandelt werden muss.

Daher ist mein Tipp für Sie: Schildern Sie Ihre Beschwerden frei von der Leber weg – genau so, wie Sie sie empfinden!

Und was könnten Sie sonst noch beachten?

### Ihre Beziehung zur Ärztin

Eine konstruktive Zusammenarbeit zwischen Patientin und Ärztin ist also essenziell und bewirkt bekanntermaßen eine geringere Inanspruchnahme von Diensten des Gesundheitssystems in der Zukunft. Sie wirkt sich nachweislich positiv auf die Schwere von Beschwerden und die Lebensqualität aus.

Haben Sie also bei jemandem einen Termin für ein ärztliches Erstgespräch vereinbart, so finden Sie hier einige Tipps, zur Vorbereitung.

**Tipps zur Gesprächsvorbereitung mit der Ärztin**

Machen Sie sich bereits im Vorfeld über folgende Punkte Gedanken:

- Was macht die Symptome besser? (Ernährung, Bewegung, Medikamente, Situationen, Verhalten …)
- Was macht die Symptome schlechter?
- Wie und wann haben die Beschwerden begonnen?
- Welche Therapien haben Sie bereits ausprobiert? Was hat sich damit verändert?
- Was ist das Ziel des Gesprächs? (Aufklärung? Diagnosefindung? Start einer Zusammenarbeit, um mit den Beschwerden besser umgehen zu können? …)
- Nehmen Sie bereits erhobene Befunde mit, damit Untersuchungen nicht (mehrfach) wiederholt werden. Ebenso kann eine Liste mit aktuellen Medikamenten (und Nahrungsergänzungsmitteln) hilfreich sein.
- Seien Sie sich bewusst, dass Ihre Ärztin der Schweigepflicht unterliegt. Sprechen Sie auch jene Sorgen und Beschwerden an, die Ihnen unangenehm oder peinlich sind.
- Äußern Sie Ihre Ideen, wie es zu Ihren Beschwerden kommt/gekommen ist.
- Fragen Sie im Gespräch nach, wenn Sie etwas nicht verstehen.
- Reden Sie offen über Ihre Sorgen und Ängste, wenn Sie beispielsweise fürchten, dass die Beschwerden durch eine schwerwiegende Erkrankung ausgelöst werden. Teilen Sie mit, was Sie brauchen, um die nötige Sicherheit zu bekommen und sich auf die Therapie einlassen zu können (mehr Hintergrundinformationen, nochmaliges Besprechen von Untersuchungen, Buchempfehlungen …).
- Besprechen Sie die gemeinsamen Therapieziele und fragen Sie, was Sie zur Verbesserung der Symptome tun können. Was sind langfristige realistische Therapieziele? Welche kurzfristigen Ziele unterstützen Sie auf dem Weg dorthin?

> • Sprechen Sie offen aus, wenn Sie Zweifel an vorgeschlagenen Untersuchungen oder Therapien haben. Bitten Sie Ihr Gegenüber, Ihnen die Vor- und die Nachteile zu erklären!

Nun meine ganz persönliche Bitte an Sie, liebe Patientin: Geben Sie Ihrer Ärztin auch Rückmeldung, was in der Zusammenarbeit gut läuft und was nicht. Sagen Sie, was Sie brauchen! Auch die Gehirne von Ärztinnen sind zu lebenslangem Lernen fähig. Ärztinnen sollen und dürfen sich weiterentwickeln. Dazu brauchen sie aber Kritik – positive genauso wie negative!

**Für besonders Interessierte: „Medizinisch für Anfänger"**

Prinzipiell sollte das Gespräch mit Ihrer Ärztin auf jeden Fall in einer gut verständlichen Sprache ablaufen!

Sollten Sie dennoch Interesse daran haben, ein paar Fachvokabeln zu verinnerlichen, so hilft Ihnen vielleicht dieser Kurzlehrgang in „Medizinisch" – mit Schwerpunkt auf dem Verdauungstrakt.

In der Medizin lässt sich sehr viel nach einem ähnlichen Schema konstruieren, da wir viele „zusammengebaute" Wörter verwenden.

So finden sich am Wortende beispielsweise oft folgende Begriffe:

* „-ektomie" = für alles, was herausgeschnitten wurde („**Entfernung**")
* „-skopie" = für alles, was betrachtet wird (in der Medizin meist „**Spiegelung**")
* „-itis" = als Endung bei **Entzündungen**
* „-ämie" = für alles, was sich **im Blut** befindet

Praktisch ist es auch, die lateinischen oder griechischen Namen von verschiedenen Organen oder Körperteilen zu kennen, zum Beispiel folgende:

**Lateinische Begriffe für bestimmte Organe**

* Ösophagus = Speiseröhre
* Gaster = Magen
* Enteron = „Eingeweide" = Dünndarm
* Kolon = Dickdarm
* Appendix = Wurmfortsatz
* Sigma = Teil des Dickdarms
* Rektum = Mastdarm
* Pankreas = Bauchspeicheldrüse
* Hepar = Leber

Gerade für Blutbefunde ist es sinnvoll, sich zu merken, dass

* **„hyper" = über, mehr** und
* **„hypo" = darunter, weniger.**

bedeutet.
Weitere wichtige Vorsilben sind

* **„pro-" = für, vor** und
* **„anti-" = (da)gegen.**

Und nun können Sie bereits loslegen, beispielsweise mit folgenden Wortbildungen:

* Kolo-skopie = Dickdarm-Spiegelung
* Gastritis = Magen-Entzündung

## 7.3   Ernährung

Kommen wir nun zu einem ganz anderen Thema, und zwar einem, das bei Verdauungsbeschwerden natürlich große Relevanz hat: die Ernährung.
   In der Praxis empfehle ich häufig, bei Verdacht auf mögliche Nahrungsmittelunverträglichkeiten eine Diätberatung in Anspruch zu nehmen. Dabei werden durch das Führen eines Tagebuches (siehe weiter unten) viele diagnostische Hinweise gewonnen – gleichzeitig können aber auch Therapieempfehlungen abgegeben werden. Daher möchte ich in diesem Kapitel nicht nur therapeutische Hinweise geben, sondern auch Hintergrundinformationen liefern.

> Mehr als die Hälfte aller Reizdarmpatientinnen gibt eine Verschlechterung der Beschwerden nach der Nahrungsmittelaufnahme an. Oft werden dabei bestimmte Nahrungsmittel verdächtigt und aus dem Speiseplan gestrichen.

Ein nicht irrelevanter Anteil an Personen beginnt sich dabei so einseitig zu ernähren, dass langfristig die Gefahr einer Mangelernährung besteht. Auch für unsere Darmflora ist eine strenge Diät auf lange Sicht nicht optimal: Um ein vielfältiges, gesundes Mikrobiom zu haben, ist eine recht breite Palette an konsumierten Nahrungsmitteln gut.

Es gibt durchaus Patientinnen, die durch ihre Beschwerden, deren Ursache sie bestimmten Lebensmitteln zuschreiben, so gequält sind, dass durch ausgeprägtes Vermeidungsverhalten eine (atypische) Essstörung entsteht.

Doch auch umgekehrt gibt es (wie bereits im Abschn. 5.2 erwähnt) einen Zusammenhang zwischen Essstörungen wie Anorexia und Bulimia nervosa und reizdarmähnlichen Beschwerden: Mehr als die Hälfte der Patientinnen mit Essstörungen erfüllen die Reizdarmkriterien der Deutschen Gesellschaft für Gastroenterologie, Verdauungs- und Stoffwechselkrankheiten (DGVS). Doch auch über Beschwerden wie Magenschmerzen oder schnelles Sättigungsgefühl wird berichtet.

Alles in allem sollte dies auch für uns Ärztinnen Grund genug sein, nicht wahllos die Empfehlung auszusprechen, bestimmte Nahrungsmittelgruppen aus der Ernährung zu eliminieren. Besonders vorsichtig muss natürlich agiert werden, wenn bereits Untergewicht vorliegt. Dieses lässt sich üblicherweise mit dem Body-Mass-Index (BMI) berechnen. Entsprechende Rechner finden Sie im Internet.

Als untergewichtig gelten Personen, wenn der BMI unter 18,5 liegt (Tab 7.1).

## 7.3.1 Allgemeine Ernährungsempfehlungen

Eine generelle Empfehlung, wie sich Menschen mit funktionellen Magen-Darm-Erkrankungen ernähren sollen, gibt es nicht. Es finden sich auch keine Hinweise dafür, dass das Vermeiden bestimmter Nahrungsmittel verhindern könnte, in späteren Jahren Beschwerden zu bekommen.

Allgemein gesprochen, ist es für viele Patientinnen sinnvoll, sich fürs Erste an folgende Ratschläge zu halten:

* Nehmen Sie sich Zeit fürs Essen und essen Sie in möglichst angenehmer Atmosphäre!
* Kauen Sie gut!
* Essen Sie mehrfach am Tag kleinere Mahlzeiten, vermeiden Sie allzu starkes Hunger- und Sättigungsgefühl!

**Tab. 7.1**  Body-Mass-Index Klassifikation

|                | BMI        |
| -------------- | ---------- |
| Untergewicht   | < 18,5     |
| Normalgewicht  | 18,5–24,9  |
| Übergewicht    | 25,0–29,9  |
| Adipositas     | > 30       |

* Trinken Sie 1,5–2 l täglich (hauptsächlich Wasser), bei starkem Schwitzen entsprechend mehr!
* Reduzieren Sie Kaffee, Alkohol sowie zucker- und kohlensäurehaltige Getränke!
* Vermeiden Sie Fertigprodukte!
* Bereiten Sie das Essen eher durch Kochen, Dünsten oder Garen zu als durch Frittieren, Panieren oder Anbraten!
* Vermeiden Sie künstliche Süßstoffe, die auf „-it" (Sorbit, Xylit ...) enden! Diese finden sich zum Beispiel in Kaugummis oder Lightprodukten.
* Vermeiden Sie späte Mahlzeiten kurz vor dem Zubettgehen!
* Vermeiden Sie unlösliche Ballaststoffe wie Weizenkleie!
* Reduzieren Sie (oftmals blähende) Nahrungsmittel wie Zwiebeln, Bohnen, Linsen, Kichererbsen (Hummus), Kohlgemüse sowie sehr würziges/scharfes Essen!

Neben diesen ganz allgemeinen Empfehlungen profitieren viele Betroffene außerdem von einer Diätberatung. Indem ein Gespräch intensiv dem Thema Ernährung gewidmet wird, können oftmals Hinweise für eine weitere, eventuell sinnvolle Diagnostik gewonnen und individuelle Empfehlungen ausgesprochen werden.

Vor dem Gespräch mit der Diätologin macht das Führen eines Ernährungs- und Beschwerdetagebuches über mehrere Tage Sinn. Darin zeichnen Sie mit Uhrzeit auf, was Sie gegessen und getrunken haben, welche Beschwerden aufgetreten sind und sonstige Besonderheiten, die Auswirkungen auf Ihre Verdauung haben könnten (wie die Aufregung vor einem Vorstellungsgespräch ...).

Gehen wir nun weiter auf die verschiedenen Nahrungsmittelunverträglichkeiten – als Differenzialdiagnose von DGBI – ein. Diese können allergisch oder nicht-allergisch bedingt sein.

## 7.3.2 Nicht-allergisch bedingte Unverträglichkeiten

Beispiele für nicht-allergische Unverträglichkeiten sind Laktose- und Fruktoseintoleranz, Histaminintoleranz sowie Glutensensitivität.

### Laktose- und Fruktoseintoleranz

Bei der **Laktoseintoleranz** liegt ein sogenannter Laktasemangel vor. Die Laktase ist jenes Enzym, das wir benötigen, um den Milchzucker – die Laktose – im Dünndarm abzubauen. Säuglinge auf der ganzen Welt haben üblicherweise genug Laktose, um problemlos gestillt werden zu können. Im jungen Kindesalter kommt es allerdings zunehmend zu einem Funktions-verlust des Enzyms, sodass etwa 70 % der Weltbevölkerung keinen Milch-zucker vertragen. In Europa hat sich aber vor mehreren Tausend Jahren eine Genmutation durchgesetzt (da sie durch die Milchwirtschaft einen Über-lebensvorteil brachte), sodass in unseren Breiten circa 80 % der Bevölkerung Laktose verdauen können.

### Fruktoseintoleranz

Die Fruktoseintoleranz (korrekterweise spricht man von einer Fruktosemalabsorption – also einer mangelhaften Aufnahme von Fruktose) beruht nicht auf einem Enzymmangel, sondern auf einer begrenzten Zahl an Transportern, die den Fruchtzucker (=Fruktose) über die Dünndarm-schleimhaut aufnehmen können. Da die Zahl der Transporter aber generell begrenzt ist, bekommen auch Gesunde bei einer großen Menge an Fruktose Probleme. Circa die Hälfte der Bevölkerung verträgt 50 g Fruktose pro Tag nicht mehr gut. „Fruktoseintolerante" bekommen schon bei einer Menge von mehr als 25 g pro Tag oder weniger Probleme. Fruchtzucker ist aber nicht nur – wie der Name vermuten lässt, in Obst enthalten, sondern bereitet in der westlichen Ernährung als Süßungsmittel zum Beispiel in Soft-drinks Probleme. So ist Fruktose wesentlich an der Entstehung von Fettleber oder Insulinresistenz, die zu Diabetes mellitus führen kann, beteiligt.

> Die typischen Symptome von Laktose- und Fruktoseintoleranzen sind üblicher-weise auf den Bauchbereich beschränkt: Durchfall, Blähungen, Bauchkrämpfe, sehr selten auch Verstopfung.

Die Diagnose wird mittels Atemtest gestellt, nachdem eine standardisierte Menge an Laktose oder Fruktose getrunken wurde. Wichtig ist es, während des Tests auch mögliche Symptome zu notieren.

Die Therapie besteht in einer entsprechenden Diät. Um im alltäglichen Leben weniger eingeschränkt zu sein, kann bei Laktoseintoleranz (etwa beim Restaurantbesuch) das Enzym auch in Kapselform eingenommen werden.

Auch laktoseintolerante Personen tolerieren kleine Mengen an Laktose, sodass es kein Problem ist, wenn Laktose etwa als Füllmittel von Medika-menten verwendet wird.

Bei der Fruktoseintoleranz ergibt es durchaus Sinn, sich an die individuell verträgliche Dosis von Fruchtzucker heranzutasten. Wird gleichzeitig Traubenzucker (Glukose) gegessen, erhöht sich die Toleranz, weil im

Dünndarm Transporter für Fruktose angeregt werden. Das ist auch der Grund, warum bestimmtes Obst besser vertragen wird als anderes (Bananen enthalten im Verhältnis beispielsweise deutlich mehr Glukose als Äpfel). Bei gleichzeitigem Konsum von Sorbit (aus Kaugummis oder Lightprodukten) wird weniger Fruktose toleriert.

Beide Intoleranzen kommen bei Reizdarmpatientinnen nicht häufiger vor als in der Normalbevölkerung.

## Histaminintoleranz

Die in der Laienliteratur populäre Histaminintoleranz ist in der Schulmedizin ein umstrittenes Thema. So leiden einige Menschen nach bestimmten Nahrungsmitteln unter Beschwerden wie Juckreiz, Hautrötungen, Blutdruckabfall, aber auch Übelkeit, Erbrechen, Durchfall oder Bauchschmerzen. Es wurde daher die Hypothese aufgestellt, dass das Histamin der Nahrung bei den betroffenen Personen nicht adäquat abgebaut werden kann und diese Symptome auslöst.

> Besonders histaminreich sind etwa Käse, Rotwein, geräucherter Fisch, Sauerkraut oder Tomaten, wobei der Histamingehalt je nach Lagerung, Reifung und Zubereitung stark variieren kann.

Zur Diagnostik wird oft die Diaminoxidase (DAO; ein Enzym, das Histamin abbaut) im Blut bestimmt. Diese Methode zeigte sich allerdings leider, ebenso wie andere Untersuchungsmethoden, bislang als nicht besonders aussagekräftig und wird daher nicht empfohlen.

Stehen histaminreiche Lebensmittel also im Verdacht, Beschwerden auszulösen oder zu triggern, so empfiehlt sich auch zu Diagnostikzwecken das Führen eines Ernährungstagebuches sowie die Zusammenarbeit mit einer Diätologin, um den Speiseplan entsprechend anzupassen.

Auf andere Erkrankungen, die ähnliche Beschwerden auslösen können (wie Nahrungsmittelallergien) sollte getestet werden.

Ich persönlich glaube, dass sich in den nächsten Jahren noch viel zum Thema Histamin in Bezug auf verschiedenste körperliche Beschwerden tun wird. Die derzeitigen schulmedizinischen Leitlinien erlebe ich selbst als sehr unbefriedigend und bin daher neugierig, was die Zukunft bringen wird.

## Glutensensitivität

Weiterhin beschreiben manche Patientinnen eine Unverträglichkeit von Gluten. Dies ist ein Eiweißstoff, der als „Klebstoff" bestimmter Getreide wirkt. Glutenfreies Brot ist daher üblicherweise bröseliger als glutenhaltiges. Gluten ist ebenso für die guten Backeigenschaften von Gebäck verantwortlich, was dazu führt, dass den meisten Menschen glutenhaltiges Brot besser schmeckt.

Produkte aus Weizen, Roggen, Dinkel oder Gerste enthalten beispielsweise Gluten, während etwa Mais, Hirse oder Buchweizen glutenfrei sind.

Bei der Zöliakie kommt es zu einer Immunreaktion auf Gluten, die eine strikt glutenfreie Ernährung notwendig macht (s. Abschn. 5.1).

Es gibt aber offenbar auch (wenige) Patientinnen mit **Nicht-Zöliakie-Glutensensitivität**, deren Beschwerden sich unter glutenarmer Diät bessern. Diese Ernährung muss aber keinesfalls so streng erfolgen wie bei Zöliakie, bei der Erkrankte nicht einmal den gleichen Brotbehälter verwenden sollten wie andere Menschen in demselben Haushalt!

Obwohl der Placebo- und der Noceboeffekt (s. Kap. 6) natürlich nicht zu unterschätzen sind, ist mittlerweile nachgewiesen, dass es eine kleine Patientengruppe gibt, die nachweislich von einer weizenfreien Ernährung profitiert. Vermutlich reagieren die betroffenen Patientinnen aber nicht nur auf Gluten, sondern auch auf andere Weizenbestandteile.

Liegt der Verdacht einer Nicht-Zöliakie-Glutensensitivität nahe, so sollten auch hier eine Zusammenarbeit mit einer Diätologin angestrebt und eventuell (placebokontrollierte) Expositionsversuche durchgeführt werden, zum Beispiel durch eingeweihte Familienmitglieder. Eine langfristige glutenfreie Kost sollte aus Gründen einer möglichen Mangelernährung aber, wenn möglich, vermieden werden.

### 7.3.3 Nahrungsmittelallergien

Echte Nahrungsmittelallergien sind etwas seltener. Meist sind diese über eine bestimmte Antikörperklasse (Immunglobulin E, IgE) vermittelt.

> An einer Lebensmittelallergie leiden knapp 5 % der Bevölkerung. Erwachsene sind davon seltener betroffen als Kinder.

Dabei kommt es zu einer überschießenden Reaktion des Immunsystems. Bemerkt wird dies durch das Auftreten von Beschwerden wie Durchfall, Erbrechen oder Bauchkrämpfen, aber teilweise auch durch Symptome, die nicht nur Magen und Darm betreffen, zum Beispiel Juckreiz, Ausschläge,

Husten und/oder Schnupfen. Selten kann es auch zu gefährlichen Kreislaufbeschwerden mit starkem Blutdruckabfall, Herzrasen oder ausgeprägter Atemnot kommen. Typische Nahrungsmittelallergene sind beispielsweise Nüsse, Soja, Weizen, Kuhmilch, Meeresfrüchte oder Ei. Es kann aber auch zu „Kreuzreaktionen", etwa bei bekannten Pollenallergien, kommen. Beispiel hierfür sind Beschwerden nach Genuss von Äpfeln oder Haselnüssen bei Birkenpollenallergie.

Die meisten Reaktionen treten sehr rasch auf. Auswirkungen auf den Verdauungstrakt können sich aber teilweise auch mit einer Verspätung von mehreren Stunden bemerkbar machen.

Die Diagnose erfolgt zumeist in Allergiezentren. Sehr wichtig hierfür sind eine ausführliche Anamnese und Testungen (Blutabnahme und Hauttest). Relevant ist hier lediglich ein „IgE-Test" – der ebenfalls beliebte „IgG-Test" (s. Abschn. 5.1) sollte laut Allergologinnen nicht zur Verwendung kommen, da seine Aussagekraft sehr gering ist. Auch das Führen eines **Symptomtagebuches** kann sinnvoll sein.

Je nach Art der Allergie ist die Prognose unterschiedlich. Gerade im Kindesalter kommt es oft zu spontanen Heilungen. Als Therapie gibt es neben einer entsprechenden Diät und einer „Hyposensibilisierung", bei der sich Patientinnen schrittweise an höhere Dosen des Allergens gewöhnen sollen, eine Reihe von Medikamenten. Kennzeichnungen von Allergenen, etwa in Restaurants oder Kantinen, sowie entsprechende Schulungen der Betroffenen sind wichtig.

Genauso wie etwa bei der Laktose- und Fruktoseintoleranz liegt definitionsmäßig keine funktionelle Störung vor, sollte es nach Elimination des Allergens aus dem Speiseplan zur Beschwerdefreiheit kommen.

### 7.3.4 FODMAP-Diät

Bei der Low-FODMAP-Diät handelt es sich um eine Kostform, die bei bestimmten Reizdarmtypen (eher bei Blähungen, Schmerzen und Durchfall als bei Verstopfung) probiert werden kann.

FODMAP ist die Abkürzung für fermentierbare Oligo-, Di- und Monosaccharide sowie Polyole. Das sind Kohlenhydrate, die im Dünndarm teilweise schlecht aufgenommen werden können und in weiterer Folge im Dickdarm von den Bakterien verstoffwechselt werden, was zu den genannten Beschwerden führen kann.

FODMAP-reiche Lebensmittel sind weitverbreitet (zum Beispiel Milch, Käse, Weizen, Roggen, vielerlei Obst und Gemüse), das heißt, dass eine Low-FODMAP-Diät nicht langfristig beibehalten werden darf. Im Idealfall werden kritische Lebensmittel für circa sechs Wochen vermieden, um im Anschluss die Ernährung schrittweise wieder auszubauen und die individuell verträgliche Menge dieser kurzkettigen Kohlenhydrate herauszufinden.

Das Wiedereinführen von Lebensmitteln in den Speiseplan kann sich dabei oftmals schwierig gestalten, da ja der Aufmerksamkeitsfokus oft jahrelang auf der Verdauung lag und jede Regung wahrgenommen wird. Hier ist eine vertrauensvolle diätologische Begleitung wichtig, um schrittweise wieder eine möglichst ausgewogene Ernährung einzuführen.

## 7.4   Nicht-medikamentöse Therapieoptionen

Ich möchte hier auf einige Optionen näher eingehen, die ich bereits in den Abschnitten 5.3 bis 5.6 erwähnt habe und für die es eine breite Akzeptanz unter Expertinnen gibt.

### 7.4.1   Bewegung

Bewegung ist eine wichtige Grundlage bei der Therapie von DGBI. Es können nicht nur Stresssymptome oder auch Beschwerden im Rahmen einer Fibromyalgie (mit chronischen Schmerzstörungen in mehreren Körperregionen, Abgeschlagenheit …) vermindert werden, sondern auch Darmbeschwerden im Sinne eines Reizdarmsyndroms.

> Bewegung wirkt wie ein „Dünger" auf Ihr Gehirn, der die Ausbildung neuer Nervenverbindungen fördert! Sport hilft Ihnen außerdem, Stresshormone abzubauen, und da Sport für den Körper ein Stressor ist, reagiert der Körper darauf mit Anpassung – was Sie stressresistenter macht.

Bei chronischem Stress kommt es unglücklicherweise zum Schrumpfen bestimmter Hirnregionen, die bei Gesunden als „Stressbremse" wirken. Dadurch befeuert sich das System bei chronisch gestressten Personen von selbst immer weiter. Das Tolle ist, dass Bewegung genau diese Hirnregionen wieder zum Wachsen bringen kann. Dieser Effekt setzt allerdings einige Monate Training voraus.

Es gibt weitere positive Effekte von regelmäßiger Bewegung. So wirkt sie als natürliches Antidepressivum und/oder verbessert die Schlafqualität. Und ganz nebenbei beugen Sie auch einer Vielzahl von anderen Erkrankungen vor!

Sollten das genügend Gründe gewesen sein, um Sie zu überzeugen, so holen Sie sich das Okay zum Sport von Ihrer Ärztin, wenn Sie länger nicht sportlich aktiv gewesen sind!

Oder Sie zögern noch, weil Sie vielleicht irgendwann gehört oder gelesen haben, dass es bei einem doch beträchtlichen Teil der Leute, die erfolgreich einen Marathon gelaufen sind, zu (meist minimalen) Blutungen im Verdauungstrakt und gar bei der Hälfte der Läuferinnen zu Beschwerden wie Sodbrennen, Bauchkrämpfen oder Durchfällen kommt? Das stimmt zwar, ist aber sicher kein Argument, um nicht doch Sport zu machen.

Beim Sport, vor allem wenn größere Muskelgruppen beansprucht werden, erfolgt eine „Umschichtung" der Durchblutung hin zu den beanspruchten Organen (wie den Muskeln und auch der Haut, um Wärme abgeben zu können) und weg vom Verdauungstrakt. Dies ist einer der Gründe, warum Beschwerden auftreten können.

Doch Sie haben sich ja vermutlich, wenn Sie sich vorher eher wenig bewegt haben, aus gesundheitlichen Gründen für den Sport entschieden – und nicht, um Pokale zu sammeln. Es ist äußerst sinnvoll, die Rückmeldungen des Körpers wahrzunehmen und adäquat darauf zu reagieren, indem Sie bei möglichen Beschwerden eine Pause einlegen oder die Intensität verringern.

> Übertreiben Sie es nicht, gehen Sie es ruhig an, bauen Sie ganz langsam den Umfang Ihres Sportprogramms aus, ohne sich zu überfordern. Und vor allem: Versuchen Sie, Freude daran zu haben!

Achten Sie an Tagen, an denen Sie viel schwitzen, darauf, genug zu trinken, und essen Sie in den zwei Stunden vor dem Sport keine großen Mahlzeiten. Sie werden aber merken, dass Sie schnell an Erfahrung gewinnen werden, wie Sie sich beim Sport am wohlsten fühlen!

Ein guter Einstieg zu Beginn sind Bewegungseinheiten von etwa 20–30 min an drei Tagen in der Woche, bei denen Sie durch rasches Gehen, Radfahren oder Ähnliches leicht außer Atem kommen. Werden Sie durch das Training nach einigen Wochen fitter, können Sie die Intensität und/oder die Dauer der Einheiten, eventuell unterstützt durch Trainingsberatung, ausbauen.

Meinen Patientinnen empfehle ich, die Bewegung außerdem in den Alltag zu integrieren, indem etwa der Arbeitsweg auf dem Fahrrad zurückgelegt wird oder die U-Bahn schon zwei Stationen vor dem Ziel verlassen und der restliche Weg zu Fuß zurückgelegt wird.

## 7.4.2  Biofeedback

Von Biofeedback spricht man, wenn unwillkürlich und zumeist unbewusst ablaufende Körpervorgänge für Betroffene mithilfe der Technik wahrnehmbar werden – meist durch Sehen oder Hören. Dadurch gelingt – teils über einen längeren Lernprozess – eine Beeinflussung dieser Vorgänge. Eine einfache Form von Biofeedback ist beispielsweise das Messen der Herzfrequenz mittels Pulsuhr, um beim Sport in einer gewünschten Intensität trainieren zu können.

Parameter, die sich für Biofeedback eignen, sind etwa

* Herzfrequenz,
* Hautleitfähigkeit,
* elektrische Aktivität der Muskulatur.

So kann das Sichtbarmachen der Atemmuskelaktivität es Patientinnen erleichtern, eine Zwerchfellatmung zu erlernen und das Zwerchfell zu entspannen, was in vielen Fällen bei Blähbauch Erleichterung bringen kann.

Auch bei funktionellen Erkrankungen des Enddarms wird gerne Biofeedback angewandt, indem beispielsweise sichtbar gemacht wird, wie sich die Beckenbodenmuskulatur an- beziehungsweise entspannen muss, damit die Entleerung problemlos funktioniert.

## 7.4.3  „Psychologische Therapien"

Unter den „psychologische Therapien" bei DGBI wird eine Reihe von Verfahren angeführt, von denen es zu **Hypnose, kognitiver Verhaltenstherapie** und **psychodynamischer Therapie** die meisten Untersuchungen gibt.

> Auch wenn sie zumeist langsamer als Medikamente wirken, bieten psychologische Verfahren wesentliche Vorteile gegenüber einer (rein) medikamentösen Therapie: Sie sind meist sicherer, der Effekt hält länger an, die Patientinnen erleben sich als selbstwirksamer – und es scheint so, als wären sie auch kosteneffektiver!

Das heißt, auch bei Übernahme der Kosten für diese Therapien von den Krankenkassen (was derzeit oft nicht der Fall ist) könnte insgesamt Geld eingespart werden.

Derzeit haben aber leider viele Patientinnen keinen Zugang zu diesen Therapiemöglichkeiten – sei es aufgrund finanzieller Hürden oder aus Mangel an ausgebildeten Therapeutinnen. Gerade aber für Patientinnen, die einen Zusammenhang zwischen äußeren Umständen und Beschwerden sehen, die motiviert sind, gewisse Veränderungen zuzulassen beziehungsweise Zeit zu investieren, oder die langfristig eine nicht-medikamentöse Therapie bevorzugen, sind sie von großer Bedeutung. Daher möchte ich weiter unten auf einige der Möglichkeiten eingehen.

Viele dieser Verfahren sind darauf ausgerichtet, eine Entspannungsreaktion auszulösen.

> Entspannungszustände sind natürliche Reaktionsmuster unseres Körpers, die man als Gegenpol zur Stressreaktion sehen kann und die sich unter bestimmten Bedingungen (wie Ruhe) einstellen, etwa vor dem Einschlafen.

Es kommt nicht nur zu körperlichen, messbaren Veränderungen (s. Tab. 7.2) sondern auch zu Gefühlen wie **Zufriedenheit und Ausgeglichenheit**. Auch auf die Kreativität kann sich Entspannung übrigens positiv auswirken.

**Entspannungsübungen** können dabei helfen, das „innere Gleichgewicht" wiederherzustellen, also eine gesunde Mittellage, aus der es gut gelingt, das unwillkürliche Nervensystem in beide Richtungen flexibel für die Anforderungen des Alltags zu halten. Außerdem wirkt sich Entspannungstraining auch langfristig äußerst positiv auf unser Wohlempfinden aus (Abb. 7.4).

Vielleicht kennen Sie es, dass in manchen besonders ausgeprägten Stresszuständen der Aktivierungspegel zu hoch für Entspannungsübungen ist. Hier kommen wieder **Sport und Bewegung** ins Spiel. Durch Muskelarbeit

**Tab. 7.2**   Beispiele für Effekte von Entspannung

| Sofort auftretende Effekte in der Entspannung | Langfristige Effekte durch Entspannungstraining |
|---|---|
| Abnahme von Puls und Atemfrequenz | Besserer Schlaf |
| Verminderter Sauerstoffverbrauch | Optimierung des Immunsystems |
| Senkung des Blutdrucks | Bessere Körperwahrnehmung |
| Abnahme der Muskelspannung | Besserer Umgang mit „Stress" |
| Verbesserte Hautdurchblutung → Warmwerden | Selbstwirksameres Erleben |

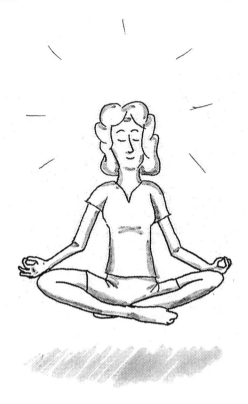

**Abb. 7.4** Ruhe durch Entspannungsübungen

werden Stresshormone sehr effektiv abgebaut! Im Anschluss könnten Sie dann eine Entspannungsübung machen.

**Progressive Muskelentspannung (progressive Muskelrelaxation, PMR)**
Diese Technik wurde vom amerikanischen Arzt, Edmund Jacobson, entwickelt. Hier wird durch wiederholtes Anspannen und anschließendes Lockerlassen mehrerer Muskelgruppen ein Entspannungszustand herbeigeführt. Dabei orientiert man sich üblicherweise von den Händen hin zum Kopf und dann abwärts bis zu den Füßen.

Bei regelmäßigem Üben kann dieser Zustand immer schneller und leichter erlernt werden. Was zu Beginn oft noch 15–30 min dauert, kann nach einigen Wochen in wenigen Minuten erreicht werden und ist damit relativ leicht im Alltag anwendbar.

**Autogenes Training**
Im Gegensatz zur PMR arbeitet das autogene Training mit Auto-suggestionen. Dies sind sehr kurze Sätze (im autogenen Training wird von „Formeln" gesprochen) und Vorstellungen wie „Ich bin ganz ruhig". In weiterer Folge konzentriert man sich etwa auf das Gefühl von Schwere oder Wärme, die sich von einzelnen Körperteilen auf den ganzen Körper aus-breiten.

Auch hier führt die Konditionierung (s. auch Kap. 6) durch regelmäßiges Üben über einige Wochen zu einer kompakten, alltagstauglichen Möglich-keit, um sich rasch zu entspannen.

**Atemübungen**
Unter Anspannung atmen wir zumeist recht schnell und eher oberflächlich im Brustbereich. Das bewusste Konzentrieren auf eine verlangsamte Zwerch-fellatmung („Bauchatmung"), meist mit deutlich längerem Aus- als Ein-atmen, kann unseren Körper dazu bringen, in die Entspannung zu gehen. Auch hier macht Übung die Meisterin!

Es gibt eine Reihe von unterschiedlichen Atemübungen und -techniken, die teils allein für sich oder auch verknüpft mit anderen Techniken angewandt werden können.

**Achtsamkeitsverfahren**
Achtsamkeitstraining ist in der westlichen Welt vor allem mit dem Namen von Jon Kabat-Zinn verknüpft, dem Gründer des Programms zur Stress-bewältigung durch Achtsamkeit („mindfulness-based stress reduction", MBSR). Kabat-Zinn ist Molekularbiologe und hat beim MBSR-Programm verschiedene Einflüsse aus dem Yoga oder auch dem Zen-Buddhismus über-nommen. Es handelt sich um ein achtwöchiges Programm, das die Teil-nehmerinnen Achtsamkeit lehrt: Es geht darum, die Aufmerksamkeit auf die Gegenwart zu richten, Dinge ohne Bewertung wahrzunehmen, die Welt offen und mit den Augen eines Kindes zu betrachten.

Dazu werden unterschiedliche Techniken angewandt, unter anderem Meditationen.

Entsprechende Kurse unterstützen Menschen dabei, „automatisch" ablaufende Programme zu erkennen und zu unterbrechen. Achtsamkeits-training ist für viele äußerst hilfreich, um mit Stress konstruktiver umzu-gehen und eine höhere Lebensqualität zu erreichen.

## Hypnose

Unter Hypnose versteht man üblicherweise ein Verfahren, mit dem ein veränderter Bewusstseinszustand, eine Trance, herbeigeführt wird. Dies gelingt gut durch „Fokussierung auf eine Sache", etwa auf ein klassisches Pendel, das zwar viele Menschen mit Hypnose verbinden, dem aber in der modernen Hypnose kaum noch ein Stellenwert beigemessen wird. Das Hineinführen in eine Trance wird heutzutage beispielsweise gerne über ein Fokussieren auf die Atmung erreicht, kann aber auf viele verschiedene Arten erfolgen.

Dadurch wird einerseits eine tiefe Entspannungsreaktion ausgelöst, die allein durch eine Aktivierung des Parasympathikus schon zu gesundheitsfördernden Effekten führt. Andererseits tritt unter anderem das bewusste, logische Denken zunehmend in den Hintergrund. Die Patientinnen sprechen in diesen Zuständen gut auf Suggestionen oder Metaphern an, oft gelingt auch ein „Umdeuten" von Beschwerden beziehungsweise ein „Umlenken des Fokus".

Ältere Hypnosekonzepte (wie sie neben anderen auch Sigmund Freud – nicht sonderlich erfolgreich – verwendet hat) waren sehr direktiv und gingen von der Macht der Hypnotisierenden gegenüber den Hypnotisierten aus. Die Annahme der modernen Hypnose ist nun vielmehr, dass Erkrankte die notwendigen Ressourcen für Besserung/Heilung bereits in sich tragen und sie mithilfe der Therapie (die auch nur eine Anleitung zur Selbsthypnose ist) lernen, diese (wieder) zu aktivieren. Die bauchgerichtete oder darmfokussierte („gut-directed") Hypnosetherapie (GHT), wie sie erfolgreich bei Reizdarm- oder Reizmagenbeschwerden eingesetzt wird, verwendet dabei unter anderem Bilder und Suggestionen, die sich auf die Verdauungsorgane beziehen. Üblicherweise erfolgt diese in Gruppen über mehrere Wochen. Unter bestimmten Umständen (wie in einer Pandemie, auf Patientinnenwunsch …) kann sie aber auch gut im Einzelsetting durchgeführt werden.. Mittels Hypnose ist beispielsweise die Geschwindigkeit, mit der der Darm arbeitet, oder die zentrale Verarbeitung von Dehnungsreizen veränderbar. Ebenso konnte gezeigt werden, dass die Magensäuresekretion unter hypnotisch hervorgerufener tiefer Entspannung reduziert werden kann. Auch bei funktionellen Brustschmerzen ist Hypnose auf jeden Fall einen Versuch wert. Ebenso wird das Immunsystem in positiver Weise beeinflusst – so weit, dass es auch Patientinnen mit Colitis ulcerosa (s. Abschn. 5.1) helfen kann, den Zeitraum beschwerdefreier Intervalle auszudehnen. Die Skepsis, die Hypnose von vielen Menschen als Therapieform lang entgegengebracht wurde, wird zunehmend geringer. Sie stellt, sofern Therapieangebote vorhanden sind, einen wesentlichen Therapieansatz vor allem für

Patientinnen mit Reizdarm dar und wird daher in den Leitlinien empfohlen. Die Wirksamkeit (und vor allem ein lang anhaltender Effekt) ist in Studien gut belegt.

### Psychotherapie

Unter Psychotherapie versteht man Heilverfahren, die unter anderem zum Ziel haben, störende Verhaltensmuster zu ändern, Traumata zu bearbeiten oder Lebens-/Sinnkrisen zu überwinden. Diese werden von Fachkräften angeboten, die eine lange und intensive Psychotherapieausbildung absolviert haben.

Viele Patientinnen mit einer DGBI, die sich in ihrer Lebensqualität eingeschränkt fühlen, profitieren von einer Psychotherapie. Eine gewisse Offenheit und Bereitschaft zur Veränderung sollte natürlich vorhanden sein. Besonders überlegenswert ist Psychotherapie für Betroffene beispielsweise bei

* Ängsten,
* Vermeidungsverhalten,
* depressiver Verstimmung, Verzweiflung oder Antriebslosigkeit,
* sozialen/familiären Problemen,
* Traumatisierungen.

Dabei ist Psychotherapie nicht gleich Psychotherapie. Es gibt viele verschiedene Therapierichtungen und -schulen. Wahrscheinlich haben Sie etwa schon von Verhaltenstherapie, Existenzanalyse, Psychoanalyse, systemischer Familientherapie oder integrativer Therapie gehört. Diese verschiedenen Therapieschulen unterscheiden sich dabei teilweise sehr grundlegend in Bezug auf ihre Ideen zur Entstehung von Leidenszuständen und Erkrankungen und dementsprechend auch in der Art der Therapie. So kann Psychotherapie zum Beispiel im Einzel- oder Gruppensetting, im Sitzen, im Liegen oder auch beim Gehen stattfinden. Teils erfolgt die Therapie zu großen Teilen in Gesprächen, teils wird auf kreative Ausdrucksformen gesetzt. Auch die Häufigkeit der Sitzungen kann sehr stark variieren.

> Bei DGBI am besten untersucht sind die kognitive Verhaltenstherapie und psychodynamisch-interpersonelle Therapien.

Es ist aber wissenschaftlich nach wie vor nicht genau geklärt, wie Psychotherapie wirkt. Handelt es sich dabei um spezifische (das heißt für die jeweilige „Therapieschule" charakteristische) Faktoren? Oder ist die Wirksamkeit eher auf allgemeine (bei allen Psychotherapierichtungen auftretende) Einflüsse wie eine Ressourcenaktivierung oder vor allem die Qualität der Beziehung zwischen Therapierenden und Therapierten zurückzuführen? Oder ist es eine Mischung aus vielen Faktoren?

Zumeist ist es so, dass Therapeutinnen nicht nur strikt nach ihrer ursprünglich erlernten Richtung arbeiten, sondern sich unterschiedlich weitergebildet haben und dadurch auch gelegentlich auf Methoden aus anderen Schulen zurückgreifen.

Ein Problem bezüglich der Psychotherapie ist meist eine begrenzte Anzahl an zur Verfügung stehenden Plätzen, die von den Krankenkassen finanziert werden. Dadurch entstehen oft längere Wartezeiten für einen bezahlbaren Therapieplatz.

## 7.5    Was bietet die Apotheke?

Hier finden Sie noch einmal eine alphabetisch gereihte Auflistung jener Wirkstoffe oder Medikamentengruppen, die in den Abschn. 5.3 bis 5.6 erwähnt wurden. Da es unzählige Präparatbezeichnungen gibt, werden hier nur die Wirkstoffnamen genannt.

> Nicht alle genannten Mittel haben für die erwähnte Anwendung auch eine offizielle Zulassung. Hier muss von ärztlicher Seite die Nutzen-Risiko-Abwägung umso genauer erfolgen.

### Alginate

Alginate sind (wie der Name vermuten lässt) aus Algen gewonnene Stoffe, die sich wie ein Film auf den Mageninhalt legen. Es soll dadurch verhindert werden, dass Magensäure durch Zurückrinnen in die Speiseröhre deren Schleimhaut verätzt. Alginat findet man meist in einem Kombinationspräparat mit einem Antazidum.

### Antazida

Antazida sind Substanzen, die eine „Übersäuerung" des Magens neutralisieren – etwa bei Sodbrennen. Gerne wird hierfür zum Beispiel Sucralfat (Aluminiumsalz von Saccharosesulfat), Aluminium- oder Magnesiumhydroxid verwendet. Aluminiumhaltige Präparate können eventuell zu Verstopfung führen, während magnesiumhaltige eher dünnen Stuhl bedingen. Bei einer Nierenschwäche kann es zu einer erhöhten Belastung im Körper führen. Beachtet werden sollte ebenfalls, dass Antazida die Aufnahme von anderen Medikamenten vermindern können!

### Antidepressiva
Siehe Neuromodulatoren.

### Antiemetika
Siehe Prokinetika.

### Baclofen
Baclofen ist ein muskelentspannendes Medikament, das die Reflexausbreitung im Rückenmark hemmt. Zumeist wird es in der Neurologie eingesetzt – es gibt aber auch Daten zur Verwendung bei Sodbrennen oder Luftaufstoßen. Als Nebenwirkung kann es vor allem zu Müdigkeit und Blutdruckabfall kommen.

### Capsaicin
Capsaicin ist jener Pflanzeninhaltsstoff, der Chilis die Schärfe gibt. Dieser dockt, wenn man beispielsweise mit Capsaicinsalbe die Haut eincremt, an bestimmte Schmerzrezeptoren an, die auch aufs Immunsystem einwirken. Auf der Haut wird ein Brennen gespürt, die Durchblutung wird angeregt – und es wurde herausgefunden, dass dies helfen kann, chronische Übelkeit und Erbrechen zu lindern, die durch Cannabismissbrauch ausgelöst wurden.

### Carminativa
Carminativa sind Mittel, die bei blähenden Darmgasen Abhilfe schaffen sollen. Traditionell gibt es hier einige pflanzliche Mittel, die schon lange eingesetzt werden. Zwei davon, nämlich Pfefferminz- und Kümmelöl, werden hoch dosiert als Fixkombination auch **Menthacarin** genannt. Pfefferminzöl hat dabei auch eine entkrampfende Wirkung auf die Darmmuskulatur. Gerne wird Menthacarin auch bei Dyspepsie (s. Abschn. 5.4.1) eingesetzt. Der synthetisch hergestellte Wirkstoff **Simeticon** hilft ebenfalls manchen Patientinnen mit Gasbeschwerden. Darmgase liegen oft als winzige Bläschen im Speisebrei/Stuhl vor. Stoffe wie Simeticon können als „Entschäumer" fungieren und dadurch den Weitertransport beziehungsweise die Aufnahme der Gase erleichtern.

### Colestyramin
Colestyramin ist ein sogenanntes Austauscherharz, das zumeist in Pulverform eingenommen wird. Es ist in der Lage, Gallensäuren zu binden und

Durchfälle zu verbessern, sollten diese durch verminderte Aufnahme von Gallensäuren verursacht werden. Colestyramin kann auch zur Senkung des Cholesterinspiegels eingesetzt werden. Beachtet werden sollte, dass es die Aufnahme anderer Medikamente beeinträchtigen kann – ein entsprechender zeitlicher Abstand bei der Einnahme ist also wichtig! Ebenso kann es zu einem Mangel der fettlöslichen Vitamine A, D, E und K sowie von Folsäure kommen.

## H2-Blocker

H2-Blocker sind Medikamente, die zur Unterdrückung der Magen-säureproduktion (wenn keine Protonenpumpenhemmer gegeben werden oder begleitend zu diesen) verschrieben werden. Sie wirken dabei über eine Hemmung des H2-Rezeptors, also des Histaminrezeptors vom Typ 2. Beispiel für einen Wirkstoff ist **Ranitidin**. Ergänzend ist vielleicht interessant, dass H1-Blocker Mittel sind, die üblicherweise gegen typische Allergiebeschwerden wie Heuschnupfen eingenommen werden.

Da funktionellen Magen-Darm-Beschwerden eine Immunaktivierung mit erhöhter Mastzellenaktivität (die eine Histaminausschüttung bewirkt) zugrunde liegen kann, werden Antihistaminika vereinzelt schon jetzt bei dieser Indikation (off-label, also ohne entsprechende Zulassung) eingesetzt.

## Hyoscin

Hyoscin beziehungsweise (Butyl-)Scopolamin ist ein Wirkstoff, der auf die glatte Muskulatur unter anderem im Magen-Darm-Trakt entkrampfend wirkt; diese ist im Gegensatz zur quergestreiften Skelettmuskulatur nicht willentlich beeinflussbar. Hyoscin wirkt dem Parasympathikus (s. Abschn. 3.1) entgegen, was auch die Nebenwirkungen wie Mundtrocken-heit erklärt.

## Laxanzien (Abführmittel)

Laxanzien, umgangssprachlich auch Abführmittel genannt, sind Mittel, die die Stuhlentleerung fördern. Sie erhöhen üblicherweise die Häufigkeit der Stuhlgänge und erweichen den Kot. Diese können über unterschiedliche Wirkmechanismen ihre Arbeit erledigen. Grundlage in der Therapie von Verstopfung ist aber immer eine ausreichende Menge an Ballaststoffen in der Ernährung (s. Abschn. 5.5.2).

Entgegen früherer Vermutungen gibt es wohl auch nach langem Gebrauch keinen Gewöhnungseffekt. Einige Beispiele für Wirkstoffe sind: (Tab. 7.3).

**Tab. 7.3**   Beispiele für Abführmittel

| | |
|---|---|
| Makrogol | Ist meist gut verträglich und wirkt über Bindung von Wasser im Darmlumen |
| Laktulose | Zuckeralkohole wie Laktulose wirken ebenfalls so, dass Wasser in den Darm „gesaugt" wird. Als Nebenwirkung können vermehrt Darmgase entstehen |
| Natriumpicosulfat<br>Bisacodyl<br>Pflanzenwirkstoffgruppe der Anthrachinone | Diese bewirken einerseits, dass sich der Dickdarm vermehrt „Richtung Ausgang" bewegt, andererseits fördern sie die Sekretion von Wasser in den Darm. Der Einsatz dieser Präparate ist oft limitiert, weil Darmkrämpfe auftreten. Werden Anthrachinone länger eingenommen, fällt dies bei der Darmspiegelung manchmal als Schwarzverfärbung der Schleimhaut auf (Melanosis coli) – diese ist aber ohne Bedeutung |
| Prucalprid | Wirkt über Serotonin-Rezeptoren am Darm und sorgt dafür, dass sich der Darminhalt rascher Richtung Ausgang bewegt. Es gehört zur Gruppe der sogenannten Prokinetika und wird eher bei Verstopfung ohne Bauchschmerzen eingesetzt |
| Linaclotid | Durch Andocken an einen bestimmten „Schalter" im Darm bewirkt es eine vermehrte Sekretion bestimmter Salze ins Darmlumen. Es wirkt gut bei Verstopfung, die mit Bauchschmerzen und Blähungen einhergeht |
| Naloxegol | Ist ein Gegenspieler sogenannter Opiate, die als Schmerzmittel eingesetzt werden können und deren Einsatz oft zu Verstopfung führt. Entsprechend kann es auch eingesetzt werden |

## Loperamid

Loperamid gehört zu den sogenannten Opiaten. Diese werden illegalerweise als Rauschmittel konsumiert. In der Medizin wird vor allem die stark schmerzdämpfende Wirkung ausgenutzt. Opiate wirken über eigene Rezeptoren generell so auf den Verdauungstrakt, dass sie diesen träger machen und der Darminhalt (wie die Legofigur aus Kap. 2) länger für seine Reise von Mund bis Anus benötigt. Loperamid wird aufgrund seiner im Vordergrund stehenden stopfenden Wirkung häufig bei Durchfällen eingesetzt. Da es in vielen Ländern ohne Rezept erhältlich ist, wird die Einnahme von vielen Patientinnen als vollkommen ungefährlich eingeschätzt – was nicht ganz richtig ist. Todesfälle durch Herzrhythmusstörungen wurden immer wieder dokumentiert, allerdings wurde Loperamid dabei teilweise um ein Vielfaches überdosiert. Es wird daher im Idealfall ärztlich verordnet. Vor allem, wenn Sie an blutigen oder fieberhaften Durchfällen leiden, sollten Sie sich auf jeden Fall einmal untersuchen lassen!

## Mebeverin

Mebeverin ist ein üblicherweise gut verträgliches Mittel, das entkrampfend auf die Darmmuskulatur wirkt und auch langfristig eingenommen werden kann. Es hat vor allem oft gute Wirkung bei Darmkrämpfen, kann aber auch bei anderen Beschwerden wie Durchfall eingesetzt werden.

**Kombipräparat**
**Myrrhe, Kamille und Kaffeekohle** haben in Form von Kombinationspräparaten milde antientzündliche Eigenschaften. Man geht davon aus, dass es einen gewissen Effekt zur Erhaltung der Stabilität der Darmbarriere hat.

**Neuromodulatoren (Antidepressiva)**
Neuromodulatoren sind Antidepressiva, die nicht nur bei Depressionen und Angsterkrankungen zur Anwendung kommen können, sondern auch immer wieder „off-label" (das heißt ohne offizielle Zulassung) bei DGBI eingesetzt werden. Allerdings rechtfertigen die vorhandenen wissenschaftlichen Daten diesen Einsatz. Es gibt hier einerseits gute Effekte auf die Schmerzverarbeitung im Gehirn, andererseits auch eine Beeinflussung der Magen-Darm-Funktionen, etwa über Histaminrezeptoren oder durch Wirkung auf den Parasympathikus.

Die Dosis, die zum Einsatz bei DGBI benötigt wird, ist oft niedriger als bei psychischen (Begleit-)Erkrankungen.

Viele Antidepressiva können (unterschiedlich häufig) zu Veränderungen im Elektrokardiogramm (EKG) führen. Daher sollte gelegentlich das EKG kontrolliert werden.

Nach ihrem chemischen Aufbau beziehungsweise nach der Beeinflussung bestimmter Neurotransmitter unterscheidet man verschiedene Antidepressivagruppen (Tab. 7.4).

**Probiotika**
Probiotika sind Produkte mit lebenden Mikroorganismen, die positive Auswirkungen auf die Gesundheit haben. (Nur der Vollständigkeit halber möchte ich hier erwähnen, dass Präbiotika unverdauliche Nahrungsreste sind, die im Dickdarm als Bakterienfutter wirken. Synbiotika sind Mischungen aus Pro- und Präbiotika.)

Wie genau Probiotika wirken, ist wie vieles, was die Darmflora betrifft, nicht geklärt. Man geht am ehesten von der Förderung einer vielfältigen, gesunden Bakterienzusammensetzung im Darm aus, die sich positiv auf das Immunsystem, die Darmbarriere, die Kommunikation mit dem enterischen Nervensystem (ENS) sowie vermutlich einige andere Faktoren auswirkt.

Da Probiotika bei Menschen ohne erhebliche Beeinträchtigungen des Immunsystems als sicher gelten, ist es legitim, einen Versuch mit ent-

**Tab. 7.4**  Einteilung von Antidepressiva

| Wirkstoffgruppe | Beschreibung |
| --- | --- |
| Trizyklika | Der prominenteste Vertreter ist **Amitriptylin**. Dies wird generell gern in der Schmerztherapie eingesetzt. Auch bei dyspeptischen Beschwerden (s. → Abschn. 5.4.1) ist Amitriptylin oft sehr erfolgreich. Dass es als Nebenwirkung auch verstopft, kann bei manchen Patientinnen gezielt genutzt werden. Es wird wegen seiner dämpfenden Wirkung spätabends eingenommen |
| SSRI | **SSRI (=Serotonin Wiederaufnahmehemmer)** bewirken eine Erhöhung des Serotoningehalts im synaptischem Spalt zwischen den Nervenzellen. Sie können das allgemeine Wohlbefinden bei Patientinnen mit DGBI erhöhen, werden allerdings üblicherweise nur verschrieben, wenn auch eine psychiatrische Begleiterkrankung wie Depression oder Angsterkrankung vorliegt. Beispiele für SSRIs sind **Fluoxetin, (Es-) Citalopram, Paroxetin oder Sertralin** |
| SNRI | **SNRI (=Serotonin und Noradrenalin Wiederaufnahmehemmer)** wie **Duloxetin** oder **Venlafaxin** haben eine bessere Wirkung auf die Schmerzverarbeitung als SSRIs und werden hier entsprechend eingesetzt |
| Mirtazapin | **Mirtazapin** hat einen anderen Wirkmechanismus als die bisher erwähnten. Es findet seine Anwendung etwa bei Dyspepsie oder bei chronischer Übelkeit. Auch Mirtazapin wird aufgrund der dämpfenden Wirkung abends eingenommen. Eine mögliche Nebenwirkung – eine Appetitsteigerung – kann bei entsprechenden Beschwerden auch gezielt genutzt werden |

sprechenden Präparaten zu starten – auch wenn es noch mehr Studien braucht, um klare Empfehlungen für bestimmte Bakterienstämme abgeben zu können.

Einige positive Daten bei Reizdarmbeschwerden gibt es etwa für diverse **Laktobazillen, Bifidobakterien, Escherichia coli** oder den Hefepilz **Saccharomyces boulardii.**

**Prokinetika**

Prokinetika sind Medikamente, die die Bewegungen des Magen-Darm-Trakts „nach unten", also in Richtung Anus, beschleunigen. Die unterschiedlichen Wirkstoffe docken dabei an jeweils unterschiedlichen Rezeptoren – beispielsweise jene für Serotonin oder Dopamin – an. Auch der Wirkort (Magen, Darm) unterscheidet sich. Manche Präparate wirken auch im gesamten Gastrointestinaltrakt, zum Beispiel **Prucaloprid**, das unter den Laxanzien aufgeführt ist.

Da eine Beschleunigung der Magenentleerung gegen Übelkeit und Erbrechen hilft, heißen Medikamente, die in diese Kategorie fallen auch **Antiemetika** (anti- = gegen, Emesis = Erbrechen).

Hier ist der bekannteste Wirkstoff **Metoclopramid**, das aber aufgrund seiner Nebenwirkungen nicht langfristig gegeben werden darf.

Da einige Prokinetika über Veränderung von Neurotransmitterspiegeln wirken, haben sie oft auch Wirkungen im Gehirn. So wird zum Beispiel **Olanzapin** oder **Levosulpirid** auch bei psychiatrischen Erkrankungen eingesetzt.

Auch **STW-5** hat im Magen einen prokinetischen Effekt.

## Protonenpumpenhemmer

Protonenpumpenhemmer (Protonenpumpeninhibitoren, PPI) sind Medikamente, die im Magen die Protonenpumpen der Belegzellen blockieren. Dadurch wird weniger Magensäure produziert (je höher die Dosis gewählt wird, umso geringer ist die Magensäureproduktion). Da dies ganz besonders bei Belegzellen funktioniert, die durch Essen „aktiviert" wurden, sollen diese Medikamente 30 bis 60 min vor dem Essen (üblicherweise vor dem Frühstück) eingenommen werden. Umgangssprachlich wird diese Substanzklasse auch als „Magenschutz" bezeichnet. Ob dieser verniedlichende Name auch dazu geführt hat, dass es lange Zeit üblich war, Protonenpumpenhemmer einfach nur deshalb zu rezeptieren, weil viele andere „magenschädigende" Medikamente eingenommen wurden, weiß ich nicht. Nach derzeitigem Wissensstand sollen sie nur noch aus eng begrenztem Grund (Magengeschwür, Gastritis …) eingenommen werden und, wenn möglich, nicht als Dauertherapie. Begründet wird dies durch mögliche Nebenwirkungen wie die mikroskopische Kolitis (s. Abschn. 5.1), gehäufte (Magen-Darm-) Infektionen oder auch Osteoporose.

Beispiele für Protonenpumpenhemmer sind **Pantoprazol, Omeprazol** und **Esomeprazol**.

## Rifaximin

Rifaximin ist ein Antibiotikum, das im Verdauungstrakt kaum aufgenommen wird und daher fast ausschließlich dort wirkt. Neben seiner Zulassung zum Beispiel für bakterielle Überwucherung des Dünndarms oder Reisedurchfall wird es aufgrund der guten Verträglichkeit auch gerne bei Reizdarmbeschwerden wie Blähungen oder Durchfall eingesetzt.

## Salbutamol

Salbutamol ist ein Wirkstoff, der die Funktionsweise des Sympathikus imitiert (ein sogenanntes Sympathomimetikum) und etwa die Bronchien in der Lunge erweitern kann. Es wird daher zum Beispiel von Asthmakranken inhaliert. Solche Inhalationen können aber auch bei Enddarmkrämpfen im Rahmen einer Proctalgia fugax helfen.

**STW-5**

STW-5 ist ein Mittel mit Auszügen verschiedener Pflanzen wie Kamillenblüten, Melissenblättern oder Süßholzwurzel. Es wirkt im Verdauungstrakt auf unterschiedliche Arten, in dem es zum Beispiel auf eine bestimmte Magenregion (den Fundus, also den „obersten" Teil) entspannend wirkt, entzündungshemmende Eigenschaften hat oder auch in positiver Weise die viszerale Hypersensitivität beeinflusst. Da es unter einem der Inhaltsstoffe, Schöllkraut, vereinzelt zu schweren Leberschäden kam, gibt es auch eine Rezeptur ohne Schöllkraut.

## 7.6 Was könnte an Therapiemöglichkeiten noch kommen?

In der Forschung zu DGBI tut sich einiges, und wir können davon ausgehen, dass laufend neue Erkenntnisse gewonnen werden. Schon jetzt gibt es Medikamente, die in manchen Ländern zugelassen sind und häufig erfolgreich verordnet werden. In anderen Ländern wurden von den Pharmafirmen noch keine Zulassungen beantragt, sie könnten dort aber eventuell ebenfalls in Zukunft eingesetzt werden. Außerdem gibt es Medikamente, die vielversprechende Ansätze liefern, aber noch genauer beforscht werden müssen. Auch bieten bereits bekannte Wirkstoffe neuartige Therapieansätze. So soll etwa Metformin, das seit Jahrzehnten in der Therapie der Zuckerkrankheit eingesetzt wird, gute Auswirkungen auf die Darmdichtigkeit haben, weil es die Darmbakterienzusammensetzung positiv beeinflusst.

Und auch abseits von Medikamenten könnte sich in Zukunft einiges tun: So werden sogenannte Stuhltransplantationen erforscht, bei denen Erkrankte den Stuhl von Spenderinnen übertragen bekommen. In der Klinik wird dies derzeit nur bei besonders schweren Darminfekten, ausgelöst durch ein Bakterium namens Clostridium difficile, angewandt. Anzunehmen ist, dass sich die Indikationen mit zunehmender Erfahrung erweitern könnten. Zu funktionellen Darmbeschwerden gibt es bereits erste Fallbeschreibungen. Es sind bis zur breiten Anwendung aber noch deutlich mehr Erkenntnisse nötig. Wenn wir uns erinnern, welche Wechselwirkungen zwischen Gehirn und Darm(bakterien) bestehen, so dürfte es noch spannend sein, ob und wie sich Stuhltransplantationen auf Gehirnfunktionen oder Stimmungen auswirken.

In eine ähnliche Richtung könnte auch die Entdeckung gehen, dass bei vielen Patientinnen mit funktionellen Darmbeschwerden in Darmspiegelungen Biofilme auf der Schleimhaut sichtbar sind, also eine Schicht, in der sich (ungünstig zusammengesetzte) Stämme von Darmbakterien tummeln. Die Frage ist, welche Möglichkeiten sich aus diesem Wissen ergeben – ob sich etwa durch das regelmäßige Abspülen der Beläge eine Verbesserung der Beschwerden ergeben könnte.

Doch lassen Sie uns nun gegen Ende noch etwas konkreter werden und einen genaueren Blick darauf werfen, was Sie sonst noch tun könnten, um mit Ihren Beschwerden besser klarzukommen. Praktische Übungen finden Sie im folgenden Kapitel.

# Weiterführende Literatur

Andresen, V., Menge, D. & Layer, P. (2018). Die „Nicht-Zöliakie-Glutensensitivität" (NCGS). *Arzneiverordnung in der Praxis*, 45 (2), 78-82

Andresen V., et al. (2022) Aktualisierte S2k-Leitlinie chronische Obstipation der Deutschen Gesellschaft für Gastroenterologie, Verdauungs- und Stoffwechselkrankheiten (DGVS) und der Deutsche Gesellschaft für Neurogastroenterologie & Motilität (DGNM). *AWMF-Reg.-Nr. 021–019* https://www.awmf.org/uploads/tx_szleitlinien/021-019l_S2k_Chronische_Obstipation_2022-04_01.pdf

Barba, E., et al. (2015). Abdominothoracic mechanisms of functional abdominal distension and correction by biofeedback. *Gastroenterology*, *148*(4), 732–739. https://doi.org/10.1053/j.gastro.2014.12.006

Battegay, E. (1952) Siegenthaler's Differenzialdiagnose. Innere Krankheiten – vom Symptom zur Diagnose. Thieme: Stuttgart, 20. Auflage 2013

Baumgartner, M., et al. (2021). Mucosal Biofilms Are an Endoscopic Feature of Irritable Bowel Syndrome and Ulcerative Colitis. *Gastroenterology*, *161*(4), 1245–1256.e20. https://doi.org/10.1053/j.gastro.2021.06.024

Bernstein, J. E., & Schwartz, S. R. (1974). An evaluation of the effectiveness of simethicone in acute upper gastrointesinal distress. *Current therapeutic research, clinical and experimental*, *16*(6), 617–620.

Blondeau, K., et al. (2012). Baclofen improves symptoms and reduces postprandial flow events in patients with rumination and supragastric belching. *Clinical gastroenterology and hepatology : the official clinical practice journal of the American Gastroenterological Association*, *10*(4), 379–384. https://doi.org/10.1016/j.cgh.2011.10.042

Chang L. (2020). Chronic Abdominal Pain: Approach to Evaluation and Treatment. ACG Education Universe,https://universe.gi.org/vow/15501.htm

Clinical Guidelines on the Identification, Evaluation, and Treatment of Overweight and Obesity in Adults--The Evidence Report. National Institutes of Health. (1998). *Obesity research, 6 Suppl 2*, 51S–209S.

Commins, S.P. (2022). Food intolerance and food allergy in adults: An overview. *UptoDate*® **(Stand 20. Juni 2022)**

Corazza, G. R., et al. (1996). Levosulpiride in functional dyspepsia: a multicentric, double-blind, controlled trial. *The Italian journal of gastroenterology, 28*(6), 317–323.

Creed, F., et al. (2003). The cost-effectiveness of psychotherapy and paroxetine for severe irritable bowel syndrome. *Gastroenterology, 124*(2), 303–317. https://doi.org/10.1053/gast.2003.50055

Cuijpers, P., Reijnders, M., & Huibers, M. (2019). The Role of Common Factors in Psychotherapy Outcomes. *Annual review of clinical psychology, 15*, 207–231. https://doi.org/10.1146/annurev-clinpsy-050718-095424

Daniluk, J., et al. (2022). The Efficacy of Mebeverine in the Treatment of Irritable Bowel Syndrome-A Systematic Review. *Journal of clinical medicine, 11*(4), 1044. https://doi.org/10.3390/jcm11041044

Derry, S., et al. (2009). Topical capsaicin for chronic neuropathic pain in adults. *The Cochrane database of systematic reviews*, (4), CD007393. https://doi.org/10.1002/14651858.CD007393.pub2

Didari, T., et al. (2014). A systematic review of the safety of probiotics. *Expert opinion on drug safety, 13*(2), 227–239. https://doi.org/10.1517/14740338.2014.872627

Drossman, D.A. et al. (2016). Rome IV – *Functional Gastrointestinal Disorders*: Disorders of Gut-Brain Interaction. *4th edition.* Rome Foundation: Raleigh, NC 2016.

Drossman, D.A. & Ruddy, J. (2021) Gut Feelings. Disorders of Gut-Brain Interaction and the Patient-Doctor Relationsship. A Guide for Patients and Doctors. Drossman Care: Chapel Hill, NC, 2021

Fahlke, C. et al. (2008). Taschenatlas der Physiologie mit Grundlagen der Pathophysiologie. Urban & Fischer in Elsevier: München, 3. Auflage 2022

Facharztmagazine, R. (2020) Alginate – Alternative zu Säureblockern. *MMW – Fortschritte der Medizin, 162*, 77 (2020). https://doi.org/10.1007/s15006-020-4643-x

Fani, M., et al. (2019). The effect of aerobic exercises among women with mild and moderate irritable bowel syndrome: A pilot study. *Journal of bodywork and movement therapies, 23*(1), 161–165. https://doi.org/10.1016/j.jbmt.2018.02.003

Frieling, T., et al. (2017). Neurogastroenterologie. De Gruyter: Berlin/Boston: 2017

García Rodríguez, L. A., Ruigómez, A., & Panés, J. (2007). Use of acid-suppressing drugs and the risk of bacterial gastroenteritis. *Clinical gastroenterology and hepatology : the official clinical practice journal of the American Gastroenterological Association*, 5(12), 1418–1423. https://doi.org/10.1016/j.cgh.2007.09.010

Gonsalkorale, W. M., et al. (2003). Long term benefits of hypnotherapy for irritable bowel syndrome. *Gut*, 52(11), 1623–1629. https://doi.org/10.1136/gut.52.11.1623

Gray, G. C., et al. (2002). Self-reported symptoms and medical conditions among 11,868 Gulf War-era veterans: the Seabee Health Study. *American journal of epidemiology*, 155(11), 1033–1044. https://doi.org/10.1093/aje/155.11.1033

Hansen, A. (2016). Brainfit – Bauch, Beine, Hirn. Wie du durch Bewegung kreativer, konzentrierter und glücklicher wirst. Frechverlag: Stuttgart, 2018

Hausteiner-Wiehle, C., & Henningsen, P. (2014). Irritable bowel syndrome: relations with functional, mental, and somatoform disorders. *World journal of gastroenterology*, 20(20), 6024–6030. https://doi.org/10.3748/wjg.v20.i20.6024

Hausteiner-Wiehle C. et al (2018). Patientenleitlinie S3 Leitlinie. Funktionelle Körperbeschwerden verstehen und bewältigen. Eine Leitlinie für Betroffene und ihre Angehörige. AWMF-Reg.Nr. 051–001 https://www.awmf.org/uploads/tx_szleitlinien/051-001p1_S3_Funktionelle_Koerperbeschwerden_2020-01.pdf

Herold, G. et al. (2022). Innere Medizin. Köln, 2022

Herregods, T. V., et al. (2016). Effect of Running on Gastroesophageal Reflux and Reflux Mechanisms. *The American journal of gastroenterology*, 111(7), 940–946. https://doi.org/10.1038/ajg.2016.122

Hill C., et al. (2014). The International Scientific Association for Probiotics an Prebiotics consensus statement on the scope and appropriate use of the term probiotic. *Nature Rev Gastroenterol Hepatol* 11, 506-514.

Holtmann, G., et al. (2020). Use of Evidence-Based Herbal Medicines for Patients with Functional Gastrointestinal Disorders: A Conceptional Framework for Risk-Benefit Assessment and Regulatory Approaches. *Digestive diseases (Basel, Switzerland)* 38(4), 269–279. https://doi.org/10.1159/000504570

Irving, G., et al. (2017). International variations in primary care physician consultation time: a systematic review of 67 countries. *BMJ open*, 7(10), e017902. https://doi.org/10.1136/bmjopen-2017-017902

Jeyarajah, S., et al. (2010). Proctalgia fugax, an evidence-based management pathway. *International journal of colorectal disease*, 25(9), 1037–1046. https://doi.org/10.1007/s00384-010-0984-8

Johannesson, E., et al. (2011). Physical activity improves symptoms in irritable bowel syndrome: a randomized controlled trial. *The American journal of gastroenterology*, 106(5), 915–922. https://doi.org/10.1038/ajg.2010.480

Kasper, S., & Volz, H.P. (2003) Psychiatrie compact. Thieme: Stuttgart 2003

Khalili, H., et al. (2012). Use of proton pump inhibitors and risk of hip fracture in relation to dietary and lifestyle factors: a prospective cohort study. *BMJ (Clinical research ed.)*, 344, e372. https://doi.org/10.1136/bmj.e372

Khoury, B., et al. (2013). Mindfulness-based therapy: a comprehensive meta-analysis. *Clinical psychology review, 33*(6), 763–771. https://doi.org/10.1016/j.cpr.2013.05.005

Khoury, B., et al. (2015). Mindfulness-based stress reduction for healthy individuals: A meta-analysis. *Journal of psychosomatic research, 78*(6), 519–528. https://doi.org/10.1016/j.jpsychores.2015.03.009

Kiss C.M. & Furlano R.I. (2013). Ernährungstherapie bei Reizdarmsyndrom. *Schweizer Zeitschrift für Ernährungsmedizin*, 03/2013, 13–18. https://www.rosenfluh.ch/7498

Kierein, M. (2011) Psychotherapie – Wenn die Seele Hilfe braucht. *Broschüre des Österreichisches Bundesministerium für Gesundheit*. Wien: 2. Auflage 2011

Koek, G. H., et al. (2003). Effect of the GABA(B) agonist baclofen in patients with symptoms and duodeno-gastro-oesophageal reflux refractory to proton pump inhibitors. *Gut, 52*(10), 1397–1402. https://doi.org/10.1136/gut.52.10.1397

Korn, F., Hammerich, S., & Gries, A. (2021). Cannabinoidhyperemesis als Differenzialdiagnose von Übelkeit und Erbrechen in der Notaufnahme. *Der Anaesthesist, 70*(2), 158–160. https://doi.org/10.1007/s00101-020-00850-2

Langhorst, J., et al. (2013). Randomised clinical trial: a herbal preparation of myrrh, chamomile and coffee charcoal compared with mesalazine in maintaining remission in ulcerative colitis--a double-blind, double-dummy study. *Alimentary pharmacology & therapeutics, 38*(5), 490–500. https://doi.org/10.1111/apt.12397

Law, E. H., et al. (2017). Association Between Proton Pump Inhibitors and Microscopic Colitis. *The Annals of pharmacotherapy, 51*(3), 253–263. https://doi.org/10.1177/1060028016673859

Layer, P., et al. (2021). Update S3-Leitlinie Reizdarmsyndrom: Definition, Pathophysiologie, Diagnostik und Therapie. Gemeinsame Leitlinie der Deutschen Gesellschaft für Gastroenterologie, Verdauungs- und Stoffwechselkrankheiten (DGVS) und der Deutschen Gesellschaft für Neurogastroenterologie und Motilität (DGNM) – Juni 2021 – AWMF-Registriernummer: 021/016. *Zeitschrift fur Gastroenterologie, 59*(12), 1323–1415. https://doi.org/10.1055/a-1591-4794

Levy, R. L., et al. (2001). Irritable bowel syndrome in twins: heredity and social learning both contribute to etiology. *Gastroenterology, 121*(4), 799–804. https://doi.org/10.1053/gast.2001.27995

Lindfors, P., et al. (2012). Long-term effects of hypnotherapy in patients with refractory irritable bowel syndrome. *Scandinavian journal of gastroenterology, 47*(4), 414–420. https://doi.org/10.3109/00365521.2012.658858

Lüllman, H. et al. (1964) Pharmakologie und Toxikologie. Thieme: Stuttgart, 15. Auflage 2003

Marucha, P. T., Kiecolt-Glaser, J. K., & Favagehi, M. (1998). Mucosal wound healing is impaired by examination stress. *Psychosomatic medicine, 60*(3), 362–365. https://doi.org/10.1097/00006842-199805000-00025.

Mayer, E. A., & Tillisch, K. (2011). The brain-gut axis in abdominal pain syndromes. *Annual review of medicine*, *62*, 381–396. https://doi.org/10.1146/annurev-med-012309-103958

Montalto, M., et al. (2008). Low-dose lactose in drugs neither increases breath hydrogen excretion nor causes gastrointestinal symptoms. *Alimentary pharmacology & therapeutics*, *28*(8), 1003–1012. https://doi.org/10.1111/j.1365-2036.2008.03815.x

Mooren, F.C. & Stein, B. (2011). Schadet Marathonlaufen dem Gastrointestinalen System? *Deutsche Zeitschrift für Sportmedizin*, 62 (2011) 304-9.

Moser, G. (2007) Psychosomatik in der Gastroenterologie und Hepatologie. Springer-Verlag Wien NewYork: Wien, 2007

Moser, G. (2014). The role of hypnotherapy for the treatment of inflammatory bowel diseases. *Expert review of gastroenterology & hepatology*, *8*(6), 601–606. https://doi.org/10.1586/17474124.2014.917955

Obermayer-Pietsch, B. (2008). Osteoporose und Laktoseintoleranz. *Journal für Mineralstoffwechsel & Muskuloskelettale Erkrankungen*, 15 (1), 22–25 https://www.kup.at/journals/summary/7009.html

ÖGK Landesstelle Salzburg (2020). Ernährung Leichte Vollkost. Ernährungsempfehlungen für Leber, Magen, Darm & Galle.

Pfammatter, M., Junghan, U.M. & Tschacher, W. (2012). Allgemeine Wirkfaktoren der Psychotherapie: Konzepte, Widersprüche und eine Synthese. *Psychotherapie* 17.1: 17–31.

Raithel, M., et al. (2013). The malabsorption of commonly occurring mono and disaccharides: levels of investigation and differential diagnoses. *Deutsches Arzteblatt international*, *110*(46), 775–782. https://doi.org/10.3238/arztebl.2013.0775

Reese, I., et al. (2017). German guideline for the management of adverse reactions to ingested histamine: Guideline of the German Society for Allergology and Clinical Immunology (DGAKI), the German Society for Pediatric Allergology and Environmental Medicine (GPA), the German Association of Allergologists (AeDA), and the Swiss Society for Allergology and Immunology (SGAI).*Allergo journal international*,*26*(2), 72–79. https://doi.org/10.1007/s40629-017-0011-5

Revenstorf, D., et al. (2001): Hypnose in Psychotherapie, Psychosomatik und Medizin. Springer: Berlin-Heidelberg, 3. Auflage 2015

Roenneberg C., et al. (2018). S3 Leitlinie "Funktionelle Körperbeschwerden" *AWMF-Reg.-Nr. 051–001*. https://www.awmf.org/uploads/tx_szleitlinien/051-001l_S3_Funktionelle_Koerperbeschwerden_2018-11.pdf

Santonicola, A., et al. (2019). Eating Disorders and Gastrointestinal Diseases. *Nutrients*,*11*(12), 3038. https://doi.org/10.3390/nu11123038

Schindler, V., & Pohl, D. (2017). Medikamentöse Therapien bei Reizmagen und Reizdarm. *Der Gastroenterologe*, 12(2):135-140. https://doi.org/10.1007/s11377-017-01

Schaefert, R., et al. (2014). Efficacy, tolerability, and safety of hypnosis in adult irritable bowel syndrome: systematic review and meta-analysis. *Psychosomatic medicine, 76*(5), 389–398. https://doi.org/10.1097/PSY.0000000000000039

Scheibe, J., Greiter F., & Bachl, N.(1989) Medizin und Sport. Ein Leitfaden für Allgemeinmediziner und medizinisches Fachpersonal. Gustav Fischer Verlag: Jena, 1989

Schmidt, G. (2004): Liebesaffären zwischen Problem und Lösung. Hypno-systemisches Arbeiten in schwierigen Kontexten. Carl-Auer: Heidelberg, 8. Auflage 2019

Schmidt, G. (2005): Einführung in die hypnosystemische Therapie und Beratung. Carl-Auer: Heidelberg, 8. Auflage 2018

Simon, F. (1995). Die andere Seite der „Gesundheit". Ansätze einer systemischen Krankheits- und Therapietheorie. Carl-Auer: Heidelberg, 3. Auflage 2012.

Simon, F. (2006). Einführung in Systemtheorie und Konstruktivismus. Carl-Auer: Heidelberg, 7. Auflage, 2015.

Storr, M. (2022). Diagnostik und Therapie von Störungen der Darmbarriere. ISSN 2512–9333 LÄK Hessen

Taylor, D. N., et al. (2008). Systemic pharmacokinetics of rifaximin in volunteers with shigellosis. *Antimicrobial agents and chemotherapy, 52*(3), 1179–1181. https://doi.org/10.1128/AAC.01108-07

Windthorst, P., et al. (2015). Biofeedback und Neurofeedback: Anwendungs-möglichkeiten in Psychosomatik und Psychotherapie. *Psychotherapie, Psychosomatik, medizinische Psychologie, 65*(3-4), 146–158. https://doi.org/10.1055/s-0034-1387320

Vecchio, L. M., et al. (2018). The Neuroprotective Effects of Exercise: Maintaining a Healthy Brain Throughout Aging. *Brain plasticity (Amsterdam, Netherlands), 4*(1), 17–52. https://doi.org/10.3233/BPL-180069

Vogelsang, H. (2016). Fruktose im Fokus von Gastroenterologie und Hepatologie. *Journal für Ernährungsmedizin* 2016; 18 (1), 6–9

Whorwell, P. J., Prior, A., & Faragher, E. B. (1984). Controlled trial of hypnotherapy in the treatment of severe refractory irritable-bowel syndrome. *Lancet (London, England), 2*(8414), 1232–1234. https://doi.org/10.1016/s0140-6736(84)92793-4

Worm, M., et al. (2021). Update of the S2k guideline on the management of IgE-mediated food allergies. *Allergologie select, 5*, 195–243. https://doi.org/10.5414/ALX02257E

Wolfe, M. M., & Sachs, G. (2000). Acid suppression: optimizing therapy for gastroduodenal ulcer healing, gastroesophageal reflux disease, and stress-related erosive syndrome. *Gastroenterology,118*(2 Suppl 1), S9–S31. https://doi.org/10.1016/s0016-5085(00)70004-7

Wu, P. E., & Juurlink, D. N. (2017). Clinical Review: Loperamide Toxicity. *Annals of emergency medicine, 70*(2), 245–252. https://doi.org/10.1016/j.annemergmed.2017.04.008

Zech, N., Seemann, M., & Hansen, E. (2014). Noceboeffekte und Negativ-suggestionen in der Anästhesie [Nocebo effects and negative suggestion in anesthesia]. *Der Anaesthesist, 63*(11), 816–824. https://doi.org/10.1007/s00101-014-2386-8

# 8

# Übungen und weitere Anregungen zum Umgang mit DGBI

> **Trailer**
>
> Es steht außer Zweifel, dass wir über beeindruckende Fähigkeiten zur Selbstheilung verfügen. Blutende Wunden oder Verbrennungen heilen (im besten Fall ohne Narben) ab, Knochen wachsen nach Brüchen wieder zusammen, Infektionen mit Krankheitserregern können erfolgreich bekämpft werden, und das Gehirn ist nach lokalen Ausfällen, etwa durch Schlaganfälle, oft erstaunlich gut in der Lage, diese durch das Ausbilden alternativer Netzwerke zu kompensieren – um nur einige Beispiele zu nennen. Unterstützt werden können diese beachtlichen Fähigkeiten beispielsweise durch eine gute Balance zwischen stressigen und entspannten Phasen im Leben oder durch eine vertrauensvolle therapeutische Beziehung, die es Ihnen ermöglicht, sich voll auf die geplanten Therapien einzulassen. Und eventuell kann Sie auch eine andere Sicht auf Ihre Beschwerden dabei unterstützen.

## 8.1 Anregung zur „Umdeutung" Ihrer Beschwerden

Unser Gehirn erhält als „übergeordnetes Organ" ständig Informationen aus dem gesamten Körper und damit Rückmeldungen über den derzeitigen Zustand des Organismus. Die Verarbeitung erfolgt dabei bei Gesunden überwiegend unbewusst.

Ohne Frage sind wir als Menschen sehr stolz auf die kognitiven Fähigkeiten unseres Gehirns, die es uns (zumindest theoretisch) ermöglichen, dicke Wälzer für Prüfungen zu lernen, komplexe mathematische Aufgaben

© Der/die Autor(en), exklusiv lizenziert an Springer-Verlag GmbH, DE, ein Teil von Springer Nature 2023
E. Schartner, *So klappt's mit der Verdauung*, https://doi.org/10.1007/978-3-662-66434-6_8

zu lösen oder mehrere Sprachen fließend zu sprechen. Unser Körper aber vermeidet, so gut es geht, das bewusste Denken, weil es sehr anstrengend und energieaufwendig ist.

> Im Alltag herrschen zumeist unwillkürliche Prozesse vor.

Unwillkürliche Prozesse sind „schneller, effektiver und [...] man braucht dabei wesentlich weniger Energie für gute Ergebnisse" (Schmidt 2018, S. 22). Das heißt, dass Aufgaben mit Übung und Erfahrung immer leichter, effizienter und fließender werden. Als Beispiel können Sie sich vielleicht erinnern, wie Sie sich als Schulkind anfangs beim Lesen abgemüht haben, da Sie zunächst jeden Buchstaben mühsam mit dem nächsten verbinden mussten. Heute lesen die meisten von uns, indem die Augen über die Wörter und Sätze fliegen, und können, wie Sie es vielleicht auch kennen, so in Romane eintauchen, dass sie die Bilder vor sich sehen, die Zeit wie im Flug vergeht und sie gar nicht mehr bewusst mitbekommen, dass Sie die Seiten umblättern.

Hier sprach der Psychologe, Mihaly Csikszentmihalyi, von sogenannten Flow-Zuständen (die durchaus dem entsprechen, was in der Hypnose als Form einer Trance gilt). Gelingt es bei der Arbeit, in einen solchen Zustand zu kommen (und dafür sind Ablenkungen wie klingelnde Telefone oder das Hinweisgeräusch, dass ein neues E-Mail eingetroffen ist, kontraproduktiv!), geht mit weniger Aufwand vieles leichter und schneller von der Hand.

> Durch unsere Eindrücke und Lebenserfahrungen verändert sich unser Gehirn und unterstützt uns bestmöglich, angepasst an die äußeren Bedingungen, durchs Leben zu gehen.

Parallel dazu verfügen wir auch über eine Reihe angeborener, unwillkürlich ablaufender Reaktionsmuster, die wesentlich für das Überleben von Menschen waren (und sind). Ein Beispiel dafür ist Angst und das Umschalten des Körpers in den „Kampf-oder-Flucht-Modus" bei der Begegnung mit einem gefährlichen Tier.

Wir haben in unserem Gehirn Milliarden von Nervenzellen, die miteinander Billionen von Verbindungsstellen haben, an denen über Botenstoffe (Neurotransmitter) die Kommunikation von Nervenzellen stattfindet. Diese Verbindungen heißen Synapsen.

Nun ist es so, dass wir je nach Lebensbedingungen und -umständen unterschiedliche Nervenzellen und Synapsen verwenden und aktivieren. Je häufiger die gleichen Verbindungen aktiv sind, umso besser vernetzen sich diese und umso effektiver funktioniert die Verbindung.

Man spricht hier auch von „Bahnung". Umgekehrt verkümmern nicht genutzte Verbindungen. Das ist der Grund, warum eine professionelle Tennisspielerin wesentlich geschmeidigere und effektivere Bewegungen ausführt als eine Person, die gerade zum dritten Mal in ihrem Leben Tennis spielt. Ebenso reagieren Kriegstraumatisierte oft mit einer starken körperlichen Reaktion auf einen Knall – auch wenn dieser nur durch einen Kochtopf ausgelöst wird, der auf den Küchenfliesen landet. Vielleicht kennen Sie auch das Phänomen, wenn Sie nach dem Verzehr einer bestimmten Speise einmal eine Lebensmittelvergiftung hatten, dass Ihr Körper für einige Zeit allein beim Gedanken an diese Speise schon Übelkeit entwickelt.

Alle Erfahrungen in unserem Leben werden als Muster (man spricht hier auch von neuronalen Netzwerken) abgespeichert, und zwar immer mit dem Ziel, unser inneres Gleichgewicht, Gesundheit und Wohlbefinden zu gewährleisten.

Es werden also neuronale Netzwerke abgespeichert, das heißt sowohl Bilder, Töne, Bewertungen („tut das gut oder nicht?"), Emotionen und so weiter als auch entsprechende Körperreaktionen darauf – da ja auf einer unbewussten Ebene im Gehirn in jeder Sekunde unseres Lebens Tausende Informationen aus dem Körper verarbeitet werden. Dazu zählen etwa die aktuelle Atemfrequenz, der Puls, die Spannung der Muskulatur, die Körperposition sowie unzählige Daten aus dem Verdauungsapparat.

Haben sich Nervenzellen zu Gruppen beziehungsweise neuronalen Netzwerken formiert, weil durch mehrere Wiederholungen oder ein besonders einprägsames Ereignis eine Bahnung stattgefunden hat, so kann durch die Anregung eines Teils dieses Netzwerks das gesamte Netzwerk aktiviert werden.

Ein eindrucksvolles Beispiel ist etwa, dass einige Krebspatientinnen, die unter Chemotherapie an Übelkeit leiden, diese zum Teil schon beim Betreten des Krankenhauses spüren. Es hat eine Konditionierung stattgefunden (s. Kap. 6).

Persönlich bemerke ich selbst immer einen spürbaren Pulsanstieg, wenn ich etwa in einem Geschäft den gleichen Klingelton eines Telefons höre, der mich früher in Nachtdiensten aus dem Schlaf gerissen hat.

Das heißt, dass miteinander vernetzte Informationen gemeinsam mit der Bewertung, ob etwas „gut" oder „schlecht" für den Organismus war, abgespeichert werden. Der Organismus hat stets das Ziel, möglichst viel Wohlbefinden zu erlangen oder zu erhalten, und kann auf diese abgespeicherten Erfahrungen zur Steuerung von Verhalten und Entscheidungen zurückgreifen.

Dabei spielen dann Phänomene eine große Rolle, die der Neurowissenschaftler Antonio Damasio als „somatische Marker" bezeichnet hat.

> Somatische Marker sind Rückmeldungen des Körpers (bewusst wahrgenommen oder auch nur auf unbewusster Ebene wirkend), die sehr eng mit Gefühlen verknüpft sind und die das Verhalten und die Entscheidungsfindung bedeutend prägen.

Damasio (1994) hat ein sehr spannendes Experiment zu diesem Thema durchgeführt. Bei diesem gab es unterschiedliche Stapel mit Spielkarten, und die an der Studie teilnehmenden Personen mussten von diesen Karten abheben. Entsprechend den „Spielregeln" waren bestimmte Kartenstapel deutlich besser als andere. Irgendwann bemerkten die Teilnehmenden dies. Wirklich interessant aber war, dass sie auf einer unbewussten Ebene schon viel früher reagierten: Es wurde nämlich der Hautwiderstand gemessen und irgendwann (wesentlich früher, als den Versuchspersonen bewusst „das Licht aufging") sank bei jedem Griff zu „schlechten" Stapeln der Hautwiderstand – als Ausdruck des Stresses, weil dann die Haut feuchter wird.

> Das bedeutet, wir brauchen Rückmeldungen aus dem Körper, um gut durchs Leben zu gehen! Bei sehr vielen Menschen stammt ein guter Teil davon aus den Verdauungsorganen – entspricht also dem sprichwörtlichen Bauchgefühl –, außerdem aber oft auch aus anderen Regionen.

Dabei handelt es sich nicht nur um unangenehme Empfindungen, die uns vor etwas warnen wollen („das stößt mir sauer auf", „es ist mir eine Last auf den Schultern"), sondern wir bekommen durchaus auch Hinweise, dass bestimmte Situationen, Menschen etc. für uns wohltuend sind („da wird mir wohlig warm im Bauch", „es geht mir das Herz auf").

Angelehnt an eine Metapher von Gunther Schmidt vermittle ich meinen Patientinnen manchmal das Bild eines Handys. Wollen Sie Ihr Handy nutzen, so sind Sie froh über die kleine Akkuladeanzeige in einer der oberen Ecken. Auch wenn es lästig ist, dass diese bei einer gewissen Ladung (zum Beispiel unter 10 %) rot wird und Sie wissen, dass „der Saft nicht mehr lang reichen wird", kämen Sie vermutlich nicht auf die Idee, diesen Hinweis zu ignorieren und einfach einen Sticker über die rote Meldung zu kleben. Nein, im Gegenteil sind Sie vermutlich dankbar dafür und halten Ausschau nach der nächsten Auflademöglichkeit. Ebenso ist es durchaus sinnvoll, auf kleine Zeichen des Körpers zu hören – wenn Ihnen beispielsweise ein gewisses Vorhaben „im Magen liegt" oder Sie in sehr dichten Arbeitswochen zu dünnem Stuhl neigen.

Oft ist es aber so, dass Symptome derart in den Vordergrund treten, dass man sie auch mit sehr viel gutem Willen nicht mehr als „kleine Zeichen" abtun kann. Es erscheint vielmehr so, als wäre das gesamte Handydisplay mit der Ladestandanzeige ausgefüllt und daher das Handy gar nicht mehr richtig nutzbar – hier gilt es mit den diversen im Buch erwähnten Therapieoptionen eine Besserung einzuleiten.

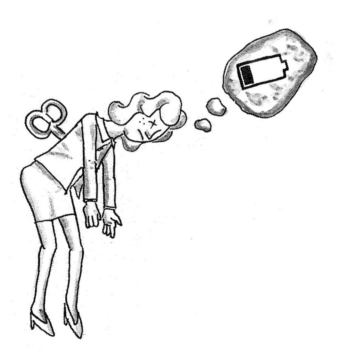

**Abb. 8.1** Ein Ziel könnte sein, auf kleine Zeichen zu achten, bevor der Akku leer ist

Nach all diesen Informationen möchte ich Sie nun dazu einladen, darüber nachzudenken, ob es wirklich das Therapieziel sein muss, dass Ihre Symptome völlig und für alle Zeit verschwinden, oder ob diese in einem gut erträglichen Maße nicht sogar sinnvoll genutzt werden könnten – und das Ziel damit nicht mehr komplette Eliminierung der Beschwerden heißt (Abb. 8.1).

Sie könnten sich zu Therapiebeginn beispielsweise einige der folgenden Fragen stellen:

**Zum Nachdenken**

- Was genau wollen Sie mit der Therapie erreichen?
- Wie viel vom Symptom dürfte bleiben, damit es für Sie in Ordnung wäre?
- Wie wollen Sie sich in Zukunft fühlen?
- Wie genau stellen Sie sich das Anheben der Lebensqualität vor? Was bedeutet das?

Sie werden dabei vermutlich auch zu dem Schluss kommen, dass es nicht bloß Schwarz und Weiß beziehungsweise Gesundheit und Krankheit gibt, sondern viele Graubereiche dazwischen. Wenn Sie jetzt an fünf Tagen die Woche unter Sodbrennen leiden – würden Sie sich noch als krank bezeichnen und sich krank fühlen, wenn es nur noch zwei Tage pro Woche wären? Und wie sieht es aus bei zwei Tagen im Monat oder zwei Tagen im Jahr?

Auch bei nicht-funktionellen Erkrankungen sind die Grenzen zwischen Gesundheit und Krankheit oft sehr verschwommen, wenn nicht gerade medizinische Fachgesellschaften zum Beispiel durch genau definierte Laborwerte scharfe Grenzen schaffen (obwohl das Krankheitsempfinden der Betroffenen damit nicht übereinstimmen muss).

So ist es etwa nach grippalen Infekten, wenn das Befinden von Tag zu Tag besser wird, oft schwierig zu sagen, an welchem Tag man „noch krank" und an welchem man „schon wieder gesund" ist.

Insofern kann es sich auch anbieten, als Besserung der Beschwerden nicht nur zu bewerten, wann die Beschwerden aufhören, sondern auch einzubeziehen, ob die Intensität der Beschwerden abnimmt. So kann es auch schon Erleichterung bringen und die Lebensqualität heben, wenn die Dauer der Symptomepisoden abnimmt oder die „guten Intervalle" dazwischen länger werden.

Machen wir nun aber zum Schluss noch einmal Nägel mit Köpfen.

# 8.2    Übungen zum Ausprobieren

Ein großes Problem bei Störungen der Darm-Hirn-Interaktion („disorders of gut-brain interaction", DGBI) ist die starke Fokussierung auf die Beschwerden.

Wir nehmen das wahr, was unsere Aufmerksamkeit hat, und umgekehrt können wir durch Ablenkung (das heißt eine Umlenkung des Fokus auf etwas anderes) selbst sehr auffällige Dinge gar nicht bemerken.

Wenn Sie mir nicht glauben, dann suchen Sie einmal im Internet nach dem „Gorilla-Basketball-Experiment" und sehen Sie sich das entsprechende Video an – falls Sie es noch nicht kennen.

Auch Frauen kennen oft ein Phänomen aus ihrer Schwangerschaft: Es scheint so zu sein, als wenn es auf der Straße auf einmal viel mehr kleine Kinder und Schwangere als üblich gäbe – einfach deshalb, weil aufgrund der eigenen Umstände der Fokus dort liegt.

Es könnte also hilfreich sein, den Fokus auf Dinge zu legen, die bereits jetzt so sind, wie wir sie wollen.

---

**Übung 1**

Achten Sie im Alltag auf die Momente, in denen Sie sich wohlfühlen, und behalten Sie im Hinterkopf, dass auch in diesen Wohlfühlmomenten neuronale Netzwerke aktiv sind. Halten Sie dann kurz inne und beobachten Sie beispielsweise folgende Dinge:

- Wie ist Ihre Haltung, Muskelspannung?
- Wie ist Ihre Atmung?
- Wie ist Ihre Stimmung?
- Was denken Sie/haben Sie vor Kurzem gedacht?
- Was haben Sie kurz davor getan?
- Sind Sie allein? Falls nein: Wer ist in der Umgebung?
- ….

---

Indem Sie nun beispielsweise, wenn Sie sich unwohl fühlen, ausprobieren, was passiert, wenn Sie die Atmung verändern (vermutlich verlangsamen), können sich daraus direkte Konsequenzen ergeben und Ihr Fokus verlagert sich.

Der Fokus kann aber auch verändert werden, indem man sich gezielt auf der Suche nach Schönem, Wohltuendem, Interessantem etc. macht.

So wurde mir zu Studienzeiten erzählt, dass der Dalai Lama die Empfehlung ausgesprochen habe, dass jeder Mensch an jedem Tag seines Lebens etwas tun sollte, was er noch nie zuvor gemacht hatte. Ob das tatsächlich stimmt, weiß ich nach wie vor nicht – das ist aber auch nicht so wichtig. Mir hat dieser Gedanke jedenfalls sehr gefallen und ich habe tatsächlich ein Jahr lang Buch darüber geführt, was ich so tagtäglich unternommen habe. Die Ereignisse waren oft nur ganz banal, aber schon nach kurzer Zeit hat sich ein interessantes Phänomen eingestellt: Ich bin mit verändertem Fokus durchs Leben gegangen – stets auf der Suche nach Möglichkeiten, etwas Neues auszuprobieren.

Ähnlich, wenn auch leichter durchzuführen, funktionieren Dankbarkeitsübungen, wie diese hier nach Norbert Heining (2019):

---

**Übung 2**

Einmal pro Woche (das reicht wirklich!) nehmen Sie sich an einem bestimmten Tag 15 min Zeit und notieren sich 5–10 Dinge, für die Sie dankbar sind. Das kann etwas ganz Allgemeines sein (wie in Frieden zu leben) oder ein einmaliges Ereignis in der vergangenen Woche (wie ein nettes Gespräch mit einer flüchtigen Zufallsbekanntschaft).
Dazu überlegen Sie sich dann noch Antworten auf folgende Fragen:

- Warum bin ich dafür dankbar? Was macht das mit mir?
- Was kann ich selbst tun, damit dies öfter eintritt?
- Welche Möglichkeiten könnten sich mir bieten, damit dies öfter eintritt?
- Möchte ich einer Person rückmelden, dass ich ihr dankbar bin?

Nebenbei erwähnt: Dankbarkeit steigert auch die Lebenszufriedenheit!

---

Eine weitere Möglichkeit zur Fokusänderung ist die nächste Übung zum Aufbau einer Steuerposition nach Andreas Kollar (2020). Sie kann auch wunderbar dabei unterstützen, automatisch (unwillkürlich) ablaufende Prozesse zu unterbrechen, indem man sich der Dinge bewusst wird.

Wenn Sie diese Übung möglichst regelmäßig über zwei bis drei Wochen mehrmals am Tag anwenden, so dürfte es Ihnen bald „wie von selbst" und recht leicht gelingen, in eine Art Beobachterinnenposition zu schlüpfen. Und mit einer gewissen Distanz betrachtet lässt sich mit unangenehmen Ereignissen wesentlich besser umgehen!

Es gibt zwei Gründe, warum ich für diese Übung so viel Werbung mache:

1. Sie ist extrem effektiv.
2. Es ist anfangs allerdings auch wahnsinnig lästig und unangenehm, diese durchzuführen. Auch ich habe mich gefragt, ob ich etwas falsch mache, weil sie zu Beginn nur sehr stockend und mühsam gelingt. Trotzdem zahlt es sich aus, dranzubleiben!

Machen Sie die Übung in den ersten ein bis zwei Wochen wirklich nur bei Banalitäten und noch nicht, wenn Sie gerade von etwas belastet sind. Geeignete Momente sind etwa Zähneputzen, Duschen, Kochen, Spazierengehen, Straßenbahnfahren, Staubsaugen etc.

## Übung 3

Wählen Sie irgendein Objekt, das Sie mehrmals täglich daran erinnert, die Übung zu machen, beispielsweise einen Ring oder ein Armband.
Während der Übung „frieren" Sie den gegenwärtigen Moment ein und beobachten diesen dann, indem Sie folgende Fragen beantworten (ohne den Moment zu bewerten – das heißt, ohne zu denken: „Das war gut oder schlecht!").

1. **Wie ist mein Fokus/meine Aufmerksamkeit?**
   Ist der Fokus sehr eng, bekommt man von der Außenwelt weniger mit und die Zeit vergeht oft auch schneller. Es kann hilfreich sein, zu beobachten, wie man die Umwelt sieht, hört, fühlt oder wie nah oder distanziert man sich dem gegenüber fühlt, was gerade passiert.
2. **Zu wem werde ich in diesem Moment?**
   Fühlen Sie sich alt/jung, kraftvoll/schwach, mächtig/ohnmächtig, groß/klein, weiblich/männlich, selbstwirksam/außengesteuert, authentisch/verstellt ... und (falls andere Personen anwesend sind) wie zeigen Sie sich anderen?
3. **Wo und wie spüre ich das im Körper?**
   Angenehm/unangenehm, warm/kalt ...? In welchen Körperregionen? Irgendeinen Druck, Schmerzen, Verspannungen? Gänsehaut? Trockener Mund? Schnellere Atmung? ...
4. **Wie entscheide ich mich genau jetzt in diesem Moment weiterzumachen?**
   Beispiele: Putze ich weiter Zähne? Beende ich das Staubsaugen und mache etwas, das mir guttut? ...

Es wird wohl so sein, dass Sie in den ersten Tagen einen Stichwortzettel mit sich herumtragen müssen, um sich die Fragen stellen zu können. Vielen dauert es auch zu lang, sich allen vier Fragen zu widmen. Dann könnten Sie sich auch immer nur eine oder zwei der Fragen stellen; diese sollten sich aber abwechseln.
Haben Sie eine gewisse Routine entwickelt, können Sie sich auch an komplexere Situationen als Zähneputzen heranwagen. So ist es beispielsweise auch interessant, in Gesprächen mit anderen eine Beobachterinnenposition einzunehmen und zu schauen, wer in welche Rolle schlüpft („auf Augenhöhe", oben/unten, aktiv/passiv?).

## Entspannungsübungen

Kommen wir nun zu den Entspannungsübungen. Um „Mini-Entspannungen" mit einer Dauer von wenigen Minuten in Ihren Alltag einzubauen, bietet es sich an, eine entspannte Bauchatmung (oder Zwerchfellatmung) zu erlernen. Diese lindert (vermutlich unabhängig von der

Entspannungsreaktion) auch oft Beschwerden im Sinne eines Blähbauches oder bei wiederkehrendem Luftaufstoßen.

Um sich die Zwerchfellatmung besser vorstellen zu können, ist es hilfreich, zu wissen, dass das Zwerchfell eine große Muskelplatte ist, die Brustkorb und Bauchraum (mit ein paar Löchern für Speiseröhre und Blutgefäße) trennt. Beim Einatmen spannt das Zwerchfell an und senkt sich ab. Dadurch kann sich die Lunge ausdehnen, und Luft strömt ein. In der Ausatemphase zieht sich das Zwerchfell wieder in Richtung Brustraum zurück, die Lunge wird kleiner, und Luft strömt aus. Da sich das Zwerchfell beim Einatmen Richtung Bauchraum schiebt, ist dort weniger Platz, und der Bauch wölbt sich vor – von außen sieht es so aus, als würde die Luft direkt in den Bauch geatmet werden.

---

**Übung 4**

Setzen Sie sich aufrecht hin, am besten auf die Vorderkante eines Stuhls. Achten Sie auf einen geraden Rücken – oft hilft dabei auch die Vorstellung, dass Sie jemand an einem unsichtbaren Faden, der an Ihrem Scheitel befestigt ist, nach oben zieht.

Legen Sie eine Hand auf den Brust- und eine auf den Bauchbereich um den Nabel. Sehr hilfreich ist es auch, wenn Sie sich bei den ersten Übungseinheiten vor einen Spiegel setzen, um sich selbst zu beobachten.

Das Ziel ist nun eine ruhige Atmung „in den Bauch", sodass sich der Brustkorb kaum bewegt. Dabei wölbt sich der Bauch beim Einatmen nach vorne und zieht sich beim Ausatmen wieder zurück. Zu Beginn, bis Sie sich an dieses Atemgefühl gewöhnt haben, kann es unterstützend wirken, wenn Sie die Bewegungen mit Ihren Bauchmuskeln verstärken.

Es gibt Menschen, denen gelingt es auf Anhieb, so zu atmen, andere wiederum müssen einige Tage üben, bis sie es verinnerlichen. Bei Anlaufschwierigkeiten probieren Sie es mit der Vorstellung, nicht in den Bauch, sondern noch tiefer (etwa in die Oberschenkel) zu atmen!

Nehmen Sie sich nun immer wieder, gerne mehrmals am Tag für 2–3 min Zeit, um die Übung ganz ruhig, vorzugsweise mit Nasenatmung, zu praktizieren. Um wirklich schön langsam zu atmen, zählen Sie dabei beim Einatmen bis vier und beim Ausatmen bis sechs.

---

Wenn Sie etwas mehr Zeit – etwa 15 min – erübrigen können, probieren Sie die nächste Übung aus! Man könnte sagen, es handelt sich hierbei um eine Mischung aus Achtsamkeitstraining, progressiver Muskelentspannung und Hypnose.

Seien Sie nicht enttäuscht oder verwundert, wenn Sie sich die ersten Male schwertun oder nicht das Gefühl erleben, entspannt zu sein. Wie bei vielen Dingen braucht es auch hier ein gewisses Training. Es kann sich aber für Sie wirklich auszahlen, dranzubleiben: Meinen Patientinnen vermittle ich diesen Körperscan nach Dr. med. Henning Alberts gerne – mit zumeist sehr guten Rückmeldungen.

---

**Übung 5**

Ziehen Sie sich an einen ruhigen, angenehmen Ort zurück und suchen Sie sich eine bequeme Position im Sitzen oder im Liegen.
Nun schließen Sie die Augen und konzentrieren sich auf die Spannung (und anschließende Entspannung) in den verschiedenen Körperbereichen, indem Sie sich einen (innerlichen) Text nach folgendem Schema vorsagen (da die Anleitung einer gewissen Logik folgt, müssen Sie die Worte nicht auswendig lernen):
Ich konzentriere mich auf die Anspannung (oder ich spüre die Spannung)

- in der Kopfhaut,
- in der Stirn,
- in den Schläfen, links und rechts,
- in den Augenbrauen, links und rechts,
- in den Augen, links und rechts,
- in den Kiefern, links und rechts,
- im Hals,
- in den Schultern, links und rechts,
- in den Oberarmen, links und rechts,
- in den Ellbogen, links und rechts,
- in den Unterarmen, links und rechts,
- in den Handgelenken, links und rechts,
- in den Handtellern, links und rechts,
- im linken Daumen,
- im linken Zeigefinger,
- im linken Mittelfinger,
- im linken Ringfinger,
- im linken kleinen Finger,
- im rechten Daumen,
- im rechten Zeigefinger,
- im rechten Mittelfinger,
- im rechten Ringfinger,
- im rechten kleinen Finger.

**Und wie eine Welle spült der Organismus jegliche überflüssige Anspannung vom Kopf über Brust und Arme und weiter über die Fingerspitzen nach außen, und ich bin ruhig und entspannt.** Nun konzentriere ich mich auf die Anspannung

- im Hinterkopf,
- in der langen Muskulatur links und rechts der Wirbelsäule,
- in den Schulterblättern, links und rechts,
- in der Halswirbelsäule, links und rechts,
- in der Brustwirbelsäule, links und rechts,

- in der Lendenwirbelsäule, links und rechts,
- in den Hüften, links und rechts,
- in den Oberschenkeln, links und rechts,
- in den Knien, links und rechts,
- in den Unterschenkeln, links und rechts,
- in der Ferse, links und rechts,
- in der Fußsohle, links und rechts,
- in der großen Zehe links,
- in der zweiten Zehe links,
- in der mittleren Zehe links,
- in der vierten Zehe links,
- in der kleinen Zehe links,
- in der großen Zehe rechts,
- in der zweiten Zehe rechts,
- in der mittleren Zehe rechts,
- in der vierten Zehe rechts,
- in der kleinen Zehe rechts.

**Und wie eine Welle spült der Organismus jegliche überflüssige Anspannung vom Kopf über Nacken, Rücken und Beine und weiter über die Zehenspitzen nach außen, und ich bin ruhig und entspannt.**

Zu guter Letzt haben Sie mittlerweile vielleicht Lust bekommen, immer wieder innezuhalten und zu schauen, ob es in Ihrem Leben ein ausgewogenes Verhältnis zwischen stressigen und entspannten Phasen gibt, sowie zu reflektieren, was Sie im Leben für wichtig halten.

Diesen „Lebensscan" können Sie gerne ein bis zwei Mal im Jahr durchführen. Vielleicht werden Sie ja bereits durch die Wahrnehmung von somatischen Markern dabei unterstützt! Schreiben Sie Ihre Gedanken nieder!

**Zum Nachdenken**

- **Was ist mir wichtig im Leben?** Wie sollen mich andere später in Erinnerung behalten? (Familie, Freunde, Arbeit, Hobbys, Ehrenamt, Gesundheit …)
- **Was gibt mir Kraft im Leben?** Was bietet mir Lust, Freude, Genuss? (Familie, Freunde, Arbeit, Hobbys, Ehrenamt, Gesundheit …) Widme ich diesen Bereichen ausreichend Zeit? Falls nein: Warum nicht? Wie könnte ich dies ändern?
- **Was raubt mir Energie?** Was macht mich traurig, frustriert, ärgerlich? (Familie, Freunde, Arbeit, Hobbys, Ehrenamt, Gesundheit …) Was bräuchte es, damit diese Punkte weniger belastend sind? Was könnte ich dagegen tun? Wer oder was könnte mir helfen?

## 8.3    Was ich Ihnen noch mit auf den Weg geben möchte

Schlafen Sie ausreichend! Sollten Schlafstörungen vorhanden sein, besprechen Sie dies mit Ihrer Ärztin!

**Tipps für einen besseren Schlaf**

- Im Schlafzimmer ist es idealerweise ruhig, dunkel und kühl.
- Vermeiden Sie koffeinhaltige Getränke, üppiges Essen sowie exzessiven Sport in den Stunden vor dem Schlafengehen!
- Versuchen Sie, sich tagsüber bei Tageslicht im Freien zu bewegen (das hilft, einen gesunden Biorhythmus zu etablieren)!
- Beschäftigen Sie sich in den zwei Stunden vor dem Zubettgehen so, dass Sie zur Ruhe kommen (möglichst ohne Bildschirm)! Geeignet wären zum Beispiel Lesen, Musikhören/Musizieren, Meditieren, Abendspaziergänge unternehmen, Malen, Kartenspielen, Plaudern, Puzzeln, Basteln.

**Auch das kann zu Ihrem Wohlbefinden beitragen**

- Achten Sie auf ein ausgewogenes Verhältnis zwischen stressigen und entspannenden Phasen in Ihrem Leben!
- Nehmen Sie sich Zeit für Ihre Hobbys oder für andere Dinge, die Ihnen guttun! Das ist durchaus nicht egoistisch. Wenn es Ihnen gut geht, können Sie auch besser für Ihre Mitmenschen da sein!
- Halten Sie gelegentlich inne und überlegen Sie, ob Sie manche ungesunden Gewohnheiten abstellen oder reduzieren können (Rauchen, zu viel Alkohol, zu viel Kaffee …)! Auch hier können Sie sich Unterstützung durch Ihre Ärztin holen.
- Versuchen Sie, trotz Ihrer Beschwerden ein aktives Leben zu führen, ohne sich dabei zu überfordern!
- Probieren Sie gelegentlich wieder Dinge aus, die Sie aufgrund Ihrer Beschwerden zuletzt vermieden haben!
- Halten Sie soziale Kontakte! Treffen Sie sich mit Menschen, die Ihnen guttun, und unternehmen Sie gemeinsam etwas!
- Sollten besondere Lebensumstände belastend sein, so gibt es für ganz viele Themen entsprechende Hilfe und Unterstützung (Frauenberatung, Schuldnerberatung, Hilfe für Angehörige von Krebskranken/Suchterkrankten/Demenzkranken …). Lassen Sie sich helfen!
- Setzen Sie sich kleine, realistische Ziele!
- Sofern in Ihrer Umgebung vorhanden – suchen Sie ebenfalls Betroffene in Selbsthilfegruppen und tauschen Sie sich mit diesen aus!

# Weiterführende Literatur

Alberts, H. (2012) Referent im Rahmen des Curriculums „Hypnose und Kommunikation" der Österreichischen Gesellschaft für Zahnärztliche und Ärztliche Hypnose (ÖGZH), Wien

Bechara, A., et al. (1996). Failure to respond autonomically to anticipated future outcomes following damage to prefrontal cortex. *Cerebral cortex (New York, N.Y.: 1991), 6*(2), 215–225. https://doi.org/10.1093/cercor/6.2.215

Benson, H. & Stuart, E.M. (1993): The Wellness Book. Simon and Schuster: New York

Crönlein, T. & Weeß, H.G. (2011) Ein- und Durchschlafstörungen. Patientenratgeber der deutschen Gesellschaft für Schlafforschung und Schlafmedizin (DGSM). AG Insomie. https://www.dgsm.de/fileadmin/patienteninformationen/ratgeber_schlafstoerungen/2021-09-21_Ein-_und_Durchschlafstoerungen.pdf. Zugegriffen: 15. Dezember 2022

Csikszentmihalyi, M. (2010). Das Flow-Erlebnis. Jenseits von Angst und Langeweile: im Tun aufgehen, 11. Aufl. Klett-Cotta: Stuttgart

Damasio, A. (1994). Descartes' Irrtum. Fühlen, Denken und das menschliche Gehirn. List: München

Drossman, D.A. et al. (2016). Rome IV – functional gastrointestinal disorders: disorders of gut-brain interaction, 4th ed. Rome Foundation: Raleigh, NC

Esch, T., & Esch, S.M. (2016). Stressbewältigung, Mind-Body-Medizin, Achtsamkeit, Selbstfürsorge, 2. Aufl. Medizinisch Wissenschaftliche Verlagsgesellschaft: Berlin

Gössling, H.W. (2015). Besser schlafen mit Selbsthypnose. Das Fünf-Wochen-Programm für Aufgeweckte. Carl-Auer-Verlag: Heidelberg

Gross, M., & Popper, V. (2020). Und die Maus hört eine Rauschen. Hypnosystemisches Erleben in Therapie, Coaching und Beratung. Carl-Auer-Verlag: Heidelberg

Hausteiner-Wiehle C. et al (2018). Patientenleitlinie S3-Leitlinie. Funktionelle Körperbeschwerden verstehen und bewältigen. Eine Leitlinie für Betroffene und ihre Angehörige. AWMF-Reg.-Nr. 051-001. https://www.awmf.org/uploads/tx_szleitlinien/051-001p1_S3_Funktionelle_Koerperbeschwerden_2020-01.pdf. Zugegriffen: 14. Dezember 2022

Heining, N. (2019). Glücksprinzipien. Mit dem fundierten Erkenntnisschatz der positiven Psychologie zu mehr Lebensfreude, Erfolg und einem gelingenden Leben. Springer: Berlin

Hüther, G. (2012). Biologie der Angst. Wie aus Stress Gefühle werden, 11. Aufl. Vandenhoeck & Ruprecht: Göttingen

Kollar, A. (2020). Lehrgang „Hypnosystemische Kompetenzentfaltung". Milton Erickson Gesellschaft Austria, Wien

Layer, P., et al. (2021). Update S3-Leitlinie Reizdarmsyndrom: Definition, Pathophysiologie, Diagnostik und Therapie. Gemeinsame Leitlinie der Deutschen Gesellschaft für Gastroenterologie, Verdauungs- und Stoffwechselkrankheiten (DGVS) und der Deutschen Gesellschaft für Neurogastroenterologie und Motilität (DGNM) – Juni 2021 – AWMF-Registriernummer: 021/016. *Zeitschrift für Gastroenterologie*, *59*(12), 1323–1415. https://doi.org/10.1055/a-1591-4794

McKeown, P. (2019). Erfolgsfaktor Sauerstoff, 2. Aufl. Riva: München

Roenneberg C., et al. (2018). S3-Leitlinie „Funktionelle Körperbeschwerden". AWMF-Reg.-Nr. 051-001. https://www.awmf.org/uploads/tx_szleitlinien/051-001l_S3_Funktionelle_Koerperbeschwerden_2018-11.pdf. Zugegriffen: 14. Dezember 2022

Roth, G. (2021). Das Gehirn und seine Wirklichkeit: Kognitive Neurobiologie und seine philosophischen Konsequenzen, 11. Aufl. Suhrkamp: Frankfurt am Main

Schmid, G.B. (2010). Selbstheilung durch Vorstellungskraft. Springer: Wien

Schmidt, G. (2018). Einführung in die hypnosystemische Therapie und Beratung, 8. Aufl. Carl-Auer: Heidelberg

Schmidt, G. (2019). Liebesaffären zwischen Problem und Lösung. Hypnosystemisches Arbeiten in schwierigen Kontexten, 8. Aufl. Carl-Auer: Heidelberg

Simon, F. (2012). Die andere Seite der „Gesundheit". Ansätze einer systemischen Krankheits- und Therapietheorie, 3. Aufl. Carl-Auer: Heidelberg

Simon, F. (2015). Einführung in Systemtheorie und Konstruktivismus, 7. Aufl. Carl-Auer: Heidelberg

Storch, M., & Krause, F. (2017). Selbstmanagement – ressourcenorientiert. Grundlagen und Trainingsmanual für die Arbeit mit dem Zürcher Ressourcen Modell (ZRM®), 6. Aufl. Hogrefe: Bern

Von Wachter, M., & Kappis, B. (2019). Therapietools Schmerzstörungen. Beltz: Basel

# 9

# Zum Schluss …

Hier finden Sie eine kurze Zusammenfassung der wichtigsten, in diesem Buch behandelten Fakten.

**Das nehmen Sie mit: Key facts zum Buch**

- Unter DGBI versteht man Störungen der Darm-Hirn-Interaktion („disorders of gut-brain interaction").
- DGBI können sich in sehr heftigen Beschwerden äußern, führen aber weder zu Krebs noch senken sie üblicherweise Ihre Lebenserwartung.
- DGBI werden durch das Zusammenwirken unterschiedlichster Faktoren verursacht.
- Grundlage der Therapie ist eine vertrauensvolle Ärztin-Patientin-Beziehung, in der Ihnen als Patientin und Expertin dessen, was Ihnen gut- und nicht guttut, eine tragende Rolle zukommt.
- Wichtig ist es, zu klären, was das Ziel der Therapie sein soll.
- Es stehen unterschiedliche Therapieansätze zur Verfügung, die allein oder in Kombination angewendet werden können.
- Zur Anwendung kommen dabei medikamentöse und nicht-medikamentöse Therapien („psychologische Verfahren", Bewegung, Ernährung).
- Es kommt laufend zu neuen Erkenntnissen zu dieser Thematik. Daher ist davon auszugehen, dass es in Zukunft auch neue Untersuchungs- und Therapiemöglichkeiten geben wird.
- DGBI betreffen viele Menschen. Sie sind nicht allein!
- Um Betroffene optimal betreuen zu können, wäre ein Umdenken in der Gesundheitspolitik wünschenswert und sinnvoll. Das ärztliche Gespräch sollte einen höheren Stellenwert bekommen.

© Der/die Autor(en), exklusiv lizenziert an Springer-Verlag GmbH, DE, ein Teil von Springer Nature 2023
E. Schartner, *So klappt's mit der Verdauung*, https://doi.org/10.1007/978-3-662-66434-6_9

Printed in the United States
by Baker & Taylor Publisher Services